D1478434

LOS CUATRO PILARES DE LA SALUD

Dr. Rangan Chatterjee

LOS CUATRO PILARES DE LA SALUD

El plan para relajarse, comer, dormir y moverse mejor

terapiasverdes

Argentina – Chile – Colombia – España
Estados Unidos – México – Perú – Uruguay

Título original: *The 4 Pillar Plan – How to Relax, Eat, Move and Sleep Your Way to a Longer, Healthier Life*
Editor original: Penguin Life – an imprint of Penguin Books, Penguin Random House UK
Traducción: Encarna Quijada

1.ª edición Octubre 2018

ISBN: 978-84-16972-48-7
E-ISBN: 978-84-17312-23-7
Depósito legal: B-21.773-2018

Fotocomposición: Ediciones Urano, S.A.U.

Impreso por: Rodesa, S.A. – Polígono Industrial San Miguel – Parcelas E7-E8
31132 Villatuerta (Navarra)

Impreso en España - *Printed in Spain*

Para mi padre. Me influiste en muchos más sentidos de los que podrías imaginar. Ojalá aún estuvieras aquí.

ÍNDICE

INTRODUCCIÓN

Todos tenemos muy asumida la idea de que ciertos estilos de vida son perjudiciales. Sabemos que no tendríamos que fumar; somos conscientes de que pasar ocho horas ante una mesa de despacho no es lo mejor y de que no debemos excedernos con el azúcar. Lo que quizá nos resulte menos familiar es que nuestro modo de vida puede ser la mejor medicina. No se trata de evitar malos hábitos, se trata de entender que un estilo de vida y una alimentación adecuados pueden mejorar de manera palpable nuestro bienestar, revertir nuestros problemas de salud y hasta hacer que desaparezcan enfermedades crónicas como la diabetes tipo 2, la obesidad y la depresión.

Me ha llevado mi tiempo comprender esto. Pocos años después de haber iniciado mi labor en la práctica de la medicina general, me di cuenta de que solo estaba ayudando aproximadamente a una quinta parte de los pacientes que venían a verme. Siempre tenía la opción de recetarles fármacos que suprimían los síntomas, desde luego, pero no conseguía llegar a la verdadera causa de sus males. El problema que hay en la forma en que todos vemos y practicamos la medicina es este: olvidamos que el cuerpo humano es un gran sistema interconectado. Si un paciente acude a nosotros con síntomas de depresión, el diagnóstico más corriente, el de manual, es decir que estamos ante un problema psicológico causado por un desequilibrio químico en el cerebro. Y esto lleva casi invariablemente a recetar un antidepresivo. Sin embargo, he podido constatar que la depresión, al igual que muchas otras afecciones, también podía ser consecuencia de una mala alimentación, niveles altos de estrés, falta de actividad física o, lo que es más probable, una combinación de los tres. Lo mismo sucede con los eczemas: los manuales nos dicen que recetemos pomadas con esteroides para el sarpullido, pero el sarpullido solo es un síntoma. No hay una conciencia real de que las causas del eczema sean muchas, entre ellas un sistema inmunitario que responde de manera desproporcionada, cosa que a su vez puede deberse a una intolerancia alimentaria, una presencia anormal de bacterias intestinales o incluso un elevado nivel de estrés. ¿Por qué no tratar estos problemas, en lugar del sarpullido, y deshacernos del eczema para siempre?

Por eso creo que el futuro de la medicina está más en la presencia de profesionales supergeneralistas que de superespecialistas. Del mismo modo que nuestro conocimiento del cuerpo humano evoluciona, también debe hacerlo la práctica de la medicina.

Lo cierto es que el cuerpo no funciona como pretende hacernos creer la imagen simplista y reduccionista que dan los manuales. Se trata de un mecanismo biológico altamente desarrollado e interconectado. Que es la razón por la que solo conseguía ayudar al 20% de mis pacientes. No es inusual que un síntoma localizado en un área concreta del organismo tenga su origen en una zona en la que nuestra formación médica no nos dice que miremos. Por eso creo que el futuro de la medicina está más en la presencia de profesionales supergeneralistas que de superespecialistas. Del mismo modo que nuestro conocimiento del cuerpo humano evoluciona, también debe hacerlo la práctica de la medicina. La buena salud queda fuera de la consulta del médico, no dentro. Y muchas veces, la mejor medicina es nuestro estilo de vida.

Voy a dar un ejemplo de hasta qué punto la forma en que vemos la salud se ha convertido en una traba... con consecuencias potencialmente graves. Durante años, los médicos han luchado por combatir una enfermedad conocida como síndrome de fatiga crónica. Y esto ha hecho que se convierta en una de las patologías más frustrantes para nosotros, porque no acabamos de encontrar un remedio. Creo que si los médicos tienen tantos problemas para encontrar un tratamiento efectivo es porque se concentran en buscar una única causa y una única cura. Pero mis investigaciones sobre la interconexión del cuerpo me han llevado a pensar que *no hay* una causa única para esta enfermedad. Creo que los pacientes que desarrollan síndrome de fatiga crónica padecen de diferentes problemas, y si queremos ayudarles debemos abordarlos todos.

Nuestros cuerpos, y la mente que interactúa con ellos, son sistemas de una complejidad sin igual. Es esperanzador ver que empieza a haber estudios basados en este planteamiento sobre enfermedades «incurables» como el Alzheimer. Aún es pronto, y queda mucho por hacer, pero al menos en esta área parece que mi propuesta de atacar el problema desde diferentes frentes podría tener resultados prometedores. A este enfoque yo lo llamo «medicina progresiva». La idea es que tengamos en cuenta tantos factores como podamos cuando consideremos qué provoca el bienestar o la enfermedad. Y, dado que el cuerpo está interconectado de una forma tan compleja y hay partes relativamente alejadas que influyen las unas en las otras, la causa (o causas) de una afección determinada no tiene por qué verse a simple vista.

El hecho de que esta visión «interconectada» de la salud esté dando buenos resultados no es ninguna sorpresa para mí. En mi consulta de Manchester me ha proporcionado resultados realmente reveladores. Y ha hecho que recete medicamentos que se limitan a tratar los síntomas con mucha menos frecuencia que antes. En la actualidad, es más probable que recete una dieta rica en grasas buenas, algo de meditación y más actividad física que un fármaco antidepresivo que afecta el estado de ánimo del paciente. Al recetar pequeños ajustes en el estilo de vida que favorecen el descanso y la relajación, y animar a la gente a que duerma, coma mejor y se mueva, he logrado revertir la diabetes tipo 2, deshacerme de la depresión, eliminar el síndrome del intestino irritable, bajar la presión sanguínea, reducir los síntomas de la menopausia sin el uso de hormonas, vencer al insomnio, ayudar a pacientes a perder peso, hacer desaparecer fuertes migrañas e incluso revertir enfermedades autoinmunes... y todo ello sin recurrir al uso de fármacos. Todos estamos familiarizados con la idea de que nuestra forma de vida puede ser origen de enfermedades. Lo que la mayoría no sabemos es que un cambio en esa forma de vida puede ser el mejor tratamiento o incluso evitar que lleguemos a ponernos enfermos.

La idea es sencilla. Dado que cada parte de nuestro cuerpo influye en mayor o menor medida en el resto, debemos plantear el tratamiento de una forma más global y que tome en consideración los diferentes aspectos del día a día del paciente. ¿Duerme bien? ¿Qué come? ¿Tiene un trabajo sedentario? ¿Consulta continuamente su tableta o su smartphone? Es lo que yo llamo «efecto umbral». El sistema interconectado que es el cuerpo humano puede tolerar agresiones en diferentes zonas a la vez..., pero todo tiene un límite. Y cuando sobrepasamos ese límite el sistema empieza a colapsarse. El punto en que esto sucede es el umbral personal único de cada persona. Cuando lo explico a mis pacientes, lo comparo con hacer malabarismos. La mayoría podemos hacer equilibrios con dos pelotas, incluso con tres o cuatro. Pero cuando añadimos la quinta, *todas* se nos caen. Nos ponemos enfermos. La enfermedad se puede manifestar en la forma de un problema cutáneo, o un problema de azúcar en sangre, cambios de humor, trastornos del sueño... Estos problemas nos indican que algo —normalmente más de una cosa— no va bien en algún lugar de nuestro cuerpo. Con el enfoque que propongo doy prioridad a la causa y no a los síntomas.

El objetivo de este libro es proporcionarte un plan sencillo y factible para que puedas hacer esto por ti mismo. Quiero ir más allá del tipo de consejos de salud que todos llevamos tanto tiempo leyendo..., más allá de las dietas milagrosas y los programas de ejercicios para ponerse en forma en dos días. Hemos complicado la salud en exceso... y quiero simplificarla.

CÓMO USAR ESTE LIBRO

Hay cuatro elementos principales o pilares en El Plan de los Cuatro Pilares. El objetivo de este libro es examinar y mejorar la forma en que te relajas, comes, te mueves y duermes. Para cada pilar he establecido cinco pautas a seguir, que aparecen sintetizadas en la tabla de abajo. La idea es conseguir un equilibrio entre *todos* los pilares, no buscar la perfección en cada uno de forma individual.

Prefiero que obtengas una puntuación de 2 en cada pilar, con un total de 8 puntos, que 5 de los 5 puntos posibles en solo dos pilares, aunque la puntuación total sea más alta, de 10 en este caso. Quizá tendrás menos puntos, pero habrá un mayor equilibrio en tu vida. Y ese es el verdadero objetivo del libro.

RELAJACIÓN	COMIDA
1.Tiempo para ti cada día	1. Reduce el azúcar (reeduca tus papilas gustativas)
2. Sabbat semanal sin pantallas	2. Toma cinco piezas de verdura cada día
3. Lleva un diario de agradecimiento	3. Toma tus comidas en una ventana temporal de doce horas
4. Practica la calma a diario	4. Bebe ocho vasos de agua al día
5. Come en la mesa una vez al día... sin dispositivos electrónicos	5. Simplifica tu dieta: evita los productos con más de cinco ingredientes

Conseguir el equilibrio es lo que te ayudará a lograr las mejoras más destacables y, lo más importante, hará que sean duraderas. Este plan está diseñado para durar toda la vida, no como un compendio de ejercicios para una mejora rápida.

La mayoría de mis pacientes suele conseguir una media de 3 puntos en cada pilar, lo que supone un total de 12 puntos. Y está bien. Sin embargo, no puedo saber qué media sería la adecuada para ti. Algunas personas necesitan hacer más; en cambio, otras pasarían con menos.

También cabe la posibilidad de tratar cada pilar por separado. Por ejemplo, es posible que pienses que llevas bien el tema de la dieta y el ejercicio y, sin embargo, necesitas atención en el área del sueño. Si es el caso, puedes ir directo a ese pilar y empezar por ahí. No tienes que leer el libro en orden secuencial. Prefiero que lo personalices para que se adapte a tu vida.

Concede la misma prioridad a todos los pilares y avanza al ritmo que te resulte más cómodo.

MOVIMIENTO		SUEÑO	
1. Camina al menos 10.000 pasos al día	✓	1. Crea un entorno de oscuridad total	✓
2. Practica ejercicio dos veces por semana	✓	2. Pasa al menos veinte minutos en el exterior cada mañana	✓
3. Practica una forma de ejercicio de alta intensidad dos veces por semana	✓	3. Establece unas rutinas para acostarte	✓
4. Haz paréntesis para moverte	✓	4.Controla tu nivel de agitación	✓
5. Ejercita los glúteos para despertarlos	✓	5. Disfruta de la cafeína antes del mediodía	✓

RELAJACIÓN

Lo que voy a decir seguramente suena muy manido, pero ahí va. Los problemas de salud de la mayoría de pacientes que veo —sí, la mayoría— son consecuencia de su estilo de vida. El causante de su dolor no es un corte o un morado, o la presencia de bacterias, hongos, un virus o algún tumor, ni siquiera un problema hereditario, la causa está en la forma en que han elegido vivir. Y con frecuencia esos problemas se ven exacerbados porque siempre están superocupados. Se levantan estresados, corriendo para preparar y llevar los niños al colegio, y luego vuelven a casa y se pasan el resto del día tratando de combinar el trabajo y la vida doméstica. Además, a veces hay otros familiares que necesitan cuidado y atenciones. Desde el momento en que abren los ojos, todo es correr, correr, correr. Y entonces, cuando los niños están por fin acostados, es la hora de los correos electrónicos y las redes sociales. No hay ningún momento del día en que puedan relajarse, o incluso estar solos. Siempre están haciendo algo para otros. Cuando menciono esto en la consulta, ponen los ojos en blanco y me dicen: «Es que no tengo tiempo para mí». A lo que yo respondo: «Bueno, ahí tienes el problema».

PERMÍTETE RELAJARTE

Como médico, nunca pensé que tendría que dar permiso a nadie para que hiciera nada. Yo veo a mis pacientes como personas adultas que toman sus propias decisiones. Pero la experiencia me ha enseñado que, cuando se trata de relajarse, hay una cantidad sorprendente de gente que nunca lo hace. Así que aquí estoy, dando órdenes de médico: quiero que des tanta prioridad a la relajación como a la comida, el movimiento o el sueño. Considero que el hecho de no desconectar de manera habitual es uno de los grandes problemas de la sociedad moderna. Y eso es algo de vital importancia para tu salud.

En el pilar de la Relajación, al igual que en los otros tres, encontrarás cinco intervenciones diferentes. Mientras las lees, piensa cuál de ellas te atrae más y cuáles podrías introducir en tu vida de manera inmediata. Me gustaría que al menos siguieras tres de ellas, pero si te resulta problemático, avanza una a una. Yo soy de los que siempre están deseando lanzarse y probarlo todo, pero no todos somos iguales, y es importante que encuentres tu propio ritmo. En realidad, no importa *cómo* llegues, lo importante es que lo hagas.

Personalmente, el pilar de la Relajación es el que más me cuesta. Sin embargo, a pesar de los numerosos problemas que he encontrado en el camino, he experimentado sus beneficios en mi propia vida. Estos beneficios potenciales son:

- Pérdida de peso
- Mayor resistencia
- Menor sensación de estrés
- Mayor capacidad de afrontar problemas
- Una perspectiva más equilibrada

- Menos rabia al volante
- Capacidad para dormir mejor
- Sueño más reparador
- Mejor concentración

He empezado este libro por el pilar de la Relajación por un motivo. Es el que con mayor frecuencia olvidamos, tanto el público en general como la plétora de libros de salud exprés que circulan por el mercado. ¿Con qué intervención deberías empezar? En realidad no creo que haya mucha diferencia, pero si tengo que elegir, las dos que priorizaría son la primera —buscar un tiempo para ti mismo cada día— y la cuarta —practicar un ejercicio de calma al día—. Sus beneficios no son solo inmensos, también pueden ser rápidos, y eso te ayudará a ponerte con las otras.

1. TIEMPO PARA TI CADA DÍA

Cada día, al menos durante quince minutos, sé egoísta y dedícate un tiempo a ti mismo.

Cada día, detenlo todo al menos durante quince minutos, más si puede ser, y sé absolutamente egoísta. Deja de pensar en la relajación como algo que haces —o, lo más probable, que no haces— cuando has terminado todo lo demás. *Elige* relajarte. Conviértelo en una parte de tu agenda con triple subrayado. Ponte el reloj. ¿Qué harás? ¿Visitar un café local, pedir un café y entretenerte hojeando una revista del corazón? ¿Te sentarás en una habitación con las luces apagadas para escuchar tu pieza favorita de música? ¿Disfrutarás de un baño relajante? Depende únicamente de ti. Pero hay tres normas. En primer lugar, debe ser algo que hagas para ti y solo para ti. Segundo, no puede ser una actividad en la que uses tu smartphone, tableta u ordenador. Y en tercer lugar, está prohibido sentirse culpable.

SUBIDA DEL CORTISOL

Si me lo hubieran dicho hace unos años no lo hubiera creído, pero el solo hecho de reservarse algunos momentos para uno mismo cada día puede suponer una diferencia enorme en tu salud. Son muchas las razones por las que estas pequeñas pausas suponen un cambio tan grande, pero una de las más importantes es que pueden ayudarnos a interrumpir una respuesta excesiva al estrés. Vayamos por partes, todos tenemos cortisol en nuestro organismo, lo necesitamos. El cortisol es una hormona, y las hormonas son mensajeros químicos. Cuando nos sentimos hambrientos, saciados, excitados, furiosos y así sucesivamente, es porque hay unas hormonas determinadas en nuestro flujo sanguíneo. El cortisol se ha identificado como una de las principales hormonas de respuesta al estrés. Los niveles de hormonas tienden a subir y bajar en diferentes momentos del día, en ciclos naturales, y también suben y bajan en respuesta a las cosas que nos suceden. Nuestros niveles de cortisol suben cuando estamos estresados.

Al contrario de lo que suele creerse, el estrés no es necesariamente malo. Hemos evolucionado para experimentar estrés por una buena razón. La subida del estrés sirve para que nuestra mente y nuestro cuerpo se preparen para afrontar un problema repentino. Pero estamos diseñados para sentir el estrés solo durante accesos puntuales. Cuando lo soportamos de manera continuada, se convierte en un problema. Para entender por qué esto es así, debemos volver la vista atrás, al mundo de hace cientos de miles de años. Los humanos somos el producto de un proceso de evolución altamente gradual que se desarrolló a lo largo de milenios. Nuestros cuerpos y nuestros cerebros se han especializado, pero no para la vida moderna en la ciudad, sino para formar grupos nómadas de cazadores-recolectores de no más de 150 personas. Y, puesto que este tipo de evolución es muy lento, nuestros organismos anticuados aún no están adaptados a la vida del siglo XXI. La maquinaria que tenemos para responder al estrés y enfrentarnos a él sigue siendo mayormente prehistórica. Y este desequilibrio entre la maquinaria biológica anticuada de nuestros cuerpos y las complejas vidas ultramodernas que llevamos puede tener efectos muy perniciosos.

RITMO NORMAL DEL CORTISOL EN UN DÍA

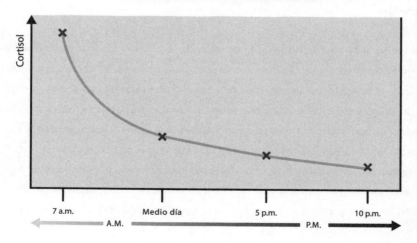

Piensa en la clase de estrés que nuestros cuerpos estaban diseñados para afrontar hace tantísimos años. Por ejemplo, digamos que nos atacaba un león. Una experiencia terrorífica, pero también muy breve. Habríamos echado a correr y huido, o bien habríamos matado al león y el peligro habría pasado, o el león nos habría matado. Esa es la clase de suceso para el que nuestro equipamiento está preparado. Nuestro sistema nervioso autónomo es un entramado que permite la transmisión de señales e instrucciones por nuestro organismo, y está formado por dos partes, el sistema nervioso simpático y el parasimpático. El cortisol funciona activando nuestro sistema nervioso simpático. Es la respuesta de lucha o huye. Y lo que estoy viendo en mi práctica diaria es que la gente está *siempre* en modo lucha o huye. Pasan la vida con los niveles de cortisol siempre altos, con sus sistemas nerviosos simpáticos activados. No les está atacando un león, les están atacando sus vidas.

LAS DOS PARTES DEL SISTEMA NERVIOSO AUTÓNOMO

Nuestro sistema nervioso autónomo regula los procesos automáticos, las cosas que hacemos sin pensar conscientemente, como respirar o digerir la comida.

Una rama de este sistema, el sistema nervioso simpático, hace que en respuesta al estrés el cuerpo libere hormonas como la noradrenalina y el cortisol. Y el resultado es que el ritmo cardíaco se acelera, los tubos bronquiales se dilatan, los músculos se contraen, las pupilas se dilatan y la digestión se interrumpe. Esta reacción está pensada para desviar la energía de los procesos corporales que no son esenciales para nuestra supervivencia. Nos ayuda a liberar energía de los músculos y reduce la actividad del sistema inmunitario. A corto plazo esto nos ayuda a afrontar el estrés, pero si esta respuesta permanece activa demasiado tiempo puede causar problemas.

En el mundo moderno, la respuesta de lucha o huye se activa cuando tratamos de cumplir con un plazo, cuando nos agobiamos en el trayecto al trabajo, cuando salimos tarde para llevar a los niños al colegio o realizamos un ejercicio físico intenso. La respuesta puede controlarse, siempre y cuando demos los pasos necesarios para compensarla con descanso y relajación.

Es ahí, en el descanso y la relajación, donde interviene la otra parte del sistema nervioso autónomo, el sistema nervioso parasimpático. Funciona a un ritmo mucho más lento que el sistema simpático. Cuando se activa, la producción de saliva aumenta, se liberan enzimas digestivas, el ritmo cardíaco baja y los músculos se relajan. Nos permite digerir la comida adecuadamente, desestresarnos y dormir profundamente.

Para controlar el estrés de la vida moderna, deberíamos favorecer la activación del sistema nervioso parasimpático... Las cinco intervenciones del pilar de la Relajación están encaminadas a ayudarte a conseguir justamente esto.

SECUESTRO DE CORTISOL

Tener los niveles de cortisol siempre altos es perjudicial por diferentes razones. En primer lugar, por una cosa llamada «robo de cortisol». Todas las hormonas de tu cuerpo se producen a partir de una misma sustancia, el colesterol LDL (lipoproteínas de baja densidad, por sus siglas en inglés), más conocido como colesterol malo. De forma natural, tenemos un suministro limitado de colesterol LDL y, cuando todo va bien, se distribuye de manera que haya suficiente para todo: suficiente para producir estrógeno, progesterona, testosterona... y también cortisol. Pero lo que sucede cuando estás en uno de esos episodios prolongados de estrés es que el cortisol roba el colesterol LDL del resto de hormonas. Tu cuerpo cree que estás siendo atacado y hay una situación de crisis y da prioridad a la producción de cortisol. Cree que lo necesitas para hacer frente al problema y no deja de producir y producir. Y esto altera el perfecto equilibrio hormonal de tu cuerpo.

Esto provoca una amplia variedad de problemas. Por ejemplo, los médicos estamos viendo un aumento en el número de hombres con bajos niveles de testosterona. Cosa que afecta al impulso sexual, la fuerza muscular y los niveles de energía, e incluso incrementa el riesgo de padecer enfermedades crónicas. Los tratamientos relacionados con la testosterona le cuestan al sistema de salud pública británico 20 millones de libras al año. Estoy convencido de que en muchos de estos casos el problema subyacente es el estrés, que provoca una producción excesiva de cortisol a costa del resto de hormonas, incluida la testosterona.

Pero el secuestro de cortisol no es lo único que debe preocuparnos. Cuando vivimos en un estado permanente de estrés, nuestros cuerpos responden como si nos estuvieran atacando, entran en una especie de modo emergencia y desvían todos los recursos a los procesos más importantes para la supervivencia. Por poner solo un ejemplo, la digestión se interrumpe. Cuando tienes un león saltando sobre ti, el correcto procesamiento de la comida no es más que una distracción innecesaria. Lo más urgente es poder generar la suficiente energía en el torrente sanguíneo.

A corto plazo esto es genial, pero cuando se prolonga se convierte en un problema. Puede llevar a un aumento de peso y producir alteraciones del sueño, y agota el sistema inmunitario. Recuerda, todo esto sucede porque tu cuerpo piensa que está siendo atacado durante todo el día. Y aunque hay una cantidad infinita de estresores en nuestro entorno, solo tenemos una respuesta principal al estrés. Tu cuerpo no ve la diferencia entre el estrés emocional, el estrés físico y el estrés nutricional. No ve la diferencia entre el estrés que supone no poder pagar el recibo de la hipoteca y el que sientes cuando alguien te dice alguna inconveniencia en el Facebook. Para nuestro organismo, todo es el mismo león que se abalanza sobre ti y reacciona exactamente igual en cada caso.

IMPACTO EN TU SISTEMA DIGESTIVO

¿Sabes cuando a media mañana, de pronto, sientes que te mueres de hambre? Te has comido tu cuenco de cereales azucarados, tu nivel de azúcar en sangre ha subido y a media mañana se desploma. Te mueres de hambre. Te sientes débil. Necesitas comer algo. Cuando tu nivel de azúcar en sangre cae de este modo, tienes un nuevo estresor, otro león que se abalanza sobre ti. Y eso podría hacer que tus niveles de cortisol y adrenalina se disparen. De modo que algo tan simple como elegir el desayuno equivocado puede hacer que tu cuerpo entre en estado de emergencia. Y ¿qué pasa entonces? No solo es probable que corras a la nevera o cojas la caja de galletas para ingerir más alimentos inadecuados; tu digestión se interrumpe, y eso es una apuesta segura por el aumento de peso. Es otro ejemplo de por qué es tan importante que contemplemos el cuerpo como un sistema conectado a nivel global. Una causa potencial —en este caso, un desayuno azucarado— puede tener múltiples efectos, incluyendo el estrés, el secuestro de cortisol y el aumento de peso.

IMPACTO EN TU SISTEMA INMUNITARIO

Pero eso no es todo. Cuando tu cuerpo piensa que está siendo atacado, hace que tu sistema inmunitario entre en estado de emergencia. Desde el punto de vista evolutivo, esto es perfectamente lógico. Imagina que has conseguido sobrevivir al ataque del león luchando contra él. Lo más probable es que tengas heridas y cortes que podrían infectarse... Seguramente el león tenía desagradables bichitos en sus garras o su saliva, y tus heridas pueden ensuciarse por el entorno. Por eso es tan importante que tu sistema inmunitario se ponga en alerta. A esta respuesta inmunitaria aumentada la conocemos como «inflamación» y, de nuevo, se supone que no debemos permanecer en este estado durante periodos extensos. La inflamación crónica (en la jerga médica, cualquier problema de salud que se prolongue demasiado tiempo recibe la etiqueta de «crónico») está detrás de la mayoría de enfermedades degenerativas que existen, incluyendo los ataques al corazón, las apoplejías e incluso el Alzheimer.

Un estudio publicado en 2016 por los investigadores del King's College London se centró en una de las sorprendentes formas en que la inflamación puede afectar a nuestro organismo interconectado. Los investigadores demostraron que hay una importante relación entre la inflamación y la depresión. Los científicos sugirieron que podemos saber cuáles de los pacientes que padecen depresión responderán al tratamiento con antidepresivos convencionales mediante analíticas que indiquen su nivel de inflamación. Y descubrieron que los pacientes con altos niveles de inflamación no responden a los antidepresivos convencionales. Estos estudios confirman lo que otras investigaciones científicas han sugerido durante años: que la depresión puede ser un síntoma de cambios que se producen en el organismo debido a la inflamación. De ahí que los antidepresivos no funcionen con estos pacientes. Si tu problema no está en tu cerebro, si en realidad se debe a la inflamación, ¿qué sentido tiene darte un fármaco destinado a modificar algo en tu cabeza?

Piensa en lo sorprendente que es todo esto. Si alguien está deprimido, el enfoque de manual de la medicina nos hace centrarnos en posibles conflictos que pueda haber en su vida, en traumas del pasado o incluso en desequilibrios químicos en su cerebro. Pero la raíz del problema podría muy bien estar en la inflamación provocada por el exceso de cortisol liberado en su organismo durante largos periodos. Por eso es importante que el sistema de sanidad pública evolucione hacia una era de medicina progresiva y seamos conscientes de que el nombre de la enfermedad con frecuencia nos dice muy poco sobre la verdadera causa. «Depresión» no es más que un nombre que damos a un conjunto de síntomas..., la palabra en sí no nos dice nada sobre el origen del problema.

El hecho de que haya entendido todo esto me ha llevado a cambiar de forma paulatina el modo en que ejerzo la medicina. Hace poco acudió a mi consulta Miranda, una mujer de cincuenta y dos años a la que no veía desde hacía seis meses. Había estado siguiendo mis indicaciones, pero parecía haber llegado a un punto muerto, ya no había nuevas mejoras. Pasé mucho rato charlando con ella en un intento por averiguar el por qué. Cuanto más hablábamos, más claro veía yo que nunca tenía tiempo para sí misma. Siempre estaba haciendo cosas. Cuando se lo comenté, me dijo: «La vida de familia es estresante». Analicé su saliva. Tal como esperaba, sus niveles de cortisol estaban por las nubes. Y me habría dado de tortas a mí mismo por no haber indagado sobre ese particular antes. El estrés se ha convertido en una línea de investigación clave para mí en relación con una gran variedad de problemas de salud.

EL ESTRÉS Y LA MENOPAUSIA

He tratado los problemas que la menopausia provoca en las mujeres ayudándolas a controlar mejor sus niveles de estrés. Al llegar a la menopausia, la mujer suele experimentar problemas hormonales, a saber, con el estrógeno y la progesterona. El enfoque de la medicina convencional con frecuencia termina con la prescripción de una terapia de sustitución de hormonas (TSH), que puede incluir diferentes combinaciones de estas hormonas femeninas. La TSH no solo supone un importante coste económico para la sanidad pública; también puede tener desagradables efectos secundarios, entre ellos, retención de líquidos, hinchazón, náuseas, dolor abdominal e incluso hemorragias vaginales. También hay una creciente preocupación por el posible aumento en el riesgo de sufrir cáncer de ovarios, cáncer de mama y formación de coágulos.

Nadie duda que la TSH funciona en muchos casos, pero ¿es siempre necesaria? Si la paciente está estresada, la mayor parte de su colesterol LDL irá directo a la fabricación de cortisol. Lo que significa que habrá menos colesterol disponible para fabricar progesterona y estrógeno. La TSH trata el síntoma, pero ¿por qué no ir directamente a la raíz del problema? La normalización de los niveles de cortisol, tanto si se consigue a través de la meditación (ver página 46), como buscando tiempo para uno mismo o incluso pasando a una dieta natural (que ayuda a reducir el estrés nutricional que provocan los alimentos de mala calidad), con frecuencia hace desaparecer de manera definitiva los síntomas de la menopausia.

EL ESTRÉS Y LOS INTESTINOS

En una ocasión traté a una mujer de cuarenta años de edad con enfermedad de Crohn guiándome por estos principios. El Crohn es un problema muy desagradable que afecta a los intestinos, y la paciente había estado sufriendo fuertes dolores abdominales y tenía que visitar el lavabo con frecuencia. Nada parecía aliviarla, y había llegado a un punto en que empezaba a perder la paciencia con su especialista. Finalmente, acudió a mi consulta. Yo introduje algunos cambios en su dieta que en un primer momento la ayudaron, pero no tardó en estancarse otra vez. Yo no entendía el motivo, por eso decidí profundizar. No tardé en descubrir que en su vida no hacía nada para sí misma. Todo giraba alrededor de su marido y de sus hijos. Siempre estaba ocupada, nunca se ponía ella primero.

—¿Tendría que probar nuevos medicamentos? —me preguntó—. ¿Qué más puedo hacer con mi dieta?

—¿Sabes una cosa? —le dije yo—. Vamos a probar algo totalmente distinto. Te daré hora para dentro de un mes. Y, entre tanto, esto es lo que quiero que hagas. —Saqué mi cuaderno de notas y apunté tres cosas—. Dos periodos de quince minutos de tiempo para ti cada día. Un paseo cada mañana. Y buscar algo, al menos dos veces por semana, que te encante hacer y que sea solo para ti.

Después de haber discutido con su especialista, aquello era lo último que quería oír. Se lo veía en la cara, pensaba que me había decantado por una medicina blanda, simplona y paternalista. Quizá hasta le parecía que estaba siendo sobreprotector. Tenía una enfermedad grave y esperaba una medicina seria.

«¿No hay más suplementos? —me preguntó enfadada—. ¿No me va a recetar nada?»

«Esto —le dije—. Esto es lo que quiero que hagas. —Empujé la receta hacia ella—. Esta es la receta.»

Bueno, el caso es que yo conocía bien a mi paciente. A pesar de sus recelos, sabía que confiaba en mí y esperaba que, cuando menos, lo intentara. Cuando volví a verla cuatro semanas después, me sentí encantado. Me dijo que se había apuntado a un curso de salsa. Hacía años que quería hacerlo, pero nunca había tenido tiempo. También había empezado a dar un paseo cada mañana. Dejaba su móvil y el portátil en la cocina y se sentaba en la sala de estar a escuchar música quince minutos. Juntos, rellenamos un cuestionario médico de síntomas, diseñado para evaluar objetivamente los efectos de la enfermedad con preguntas como con qué frecuencia tenía dolores abdominales o movimiento intestinal. Incluso yo me sorprendí al ver que los síntomas del Crohn se habían reducido en un 50%. Una reducción semejante en un lapso de cuatro semanas en una enfermedad tan seria y compleja como el Crohn es sencillamente increíble.

Y, para un observador externo, lo que quizá resulte aún más increíble es que los síntomas del Crohn se localizan en los intestinos, y ninguna de las intervenciones que le propuse parecía tener ninguna relación con esta parte de su anatomía. Y aun así sé que, si el nivel de cortisol está alto, eso no solo influye en lo tranquilo que estás, también afectará a tu función intestinal. Y no solo eso, los marcadores de inflamación aumentan, y se altera el comportamiento de las citocinas, que son sustancias químicas que envían mensajes a tu sistema inmunitario. ¿Qué nos dice todo esto? Nos dice que en el cuerpo todo está interconectado. Aunque mi paciente tenía un problema intestinal, el hecho de que nunca desconectara lo agravaba. Evidentemente, no digo que esto pueda funcionar con todos los enfermos de Crohn. No hay ninguna prueba que demuestre que esta es la manera de tratarlo... y seguramente nunca la habrá. Pero eso no es porque este tipo de intervenciones no funcionen. Es porque cada paciente es diferente.

Estoy convencido de que, como médico, debo guiarme por mis consejos y es lo que hago en su mayor parte. Uno de mis pacientes, un bombero, me dijo en una ocasión que la única razón por la que iba a hacer lo que le pedía era que yo era el primer doctor que veía que practicaba lo que predicaba.

CITOCINAS

Las citocinas son proteínas liberadas por el sistema inmunitario. Actúan como mensajeros, y llevan la información que da el sistema inmunitario al resto del organismo. Son esenciales para el funcionamiento del sistema inmunitario y participan en la coordinación del inicio, el mantenimiento y la resolución de todas las respuestas inmunitarias. Para la salud es vital que se mantenga un delicado equilibrio en el nivel de estos comunicadores.

El sistema inmunitario libera citocinas no solo en respuesta a infecciones y traumatismos, sino también ante desencadenantes como el estrés, la comida o el ejercicio.

Su liberación se regula de una forma muy estricta, ya que su impacto puede ser enorme: algunas provocan inflamación, mientras que otras tienen el efecto contrario. Algunas, incluyendo la interleucina 6, pueden tener ambas funciones en diferentes situaciones.

Sin embargo, seré sincero. En el pasado yo también he tenido problemas para encontrar tiempo para mí mismo. Pero ya no. He incluido el tiempo para mí mismo en mi rutina diaria. En mi último trabajo, cuando estaba a mitad de mi jornada matinal, me dejaba tiempo para un paseo de quince minutos. En recepción sabían que no debían dar ninguna cita entre las 10.15 y las 10.30. E incluso si había pacientes esperando, yo lo paraba todo y salía a dar mi paseo. Al principio mi jefa no parecía muy contenta —«¿Cómo puede irse de paseo cuando tendría que estar atendiendo a los pacientes?»—, pero no tardó en darse cuenta de que incluso así yo visitaba a tantos pacientes como el que más.

Recientemente he recuperado el gusto por cocinar mientras escucho algún CD que me gusta..., es increíble lo relajante que puede ser. Y tú, ¿qué puedes hacer para dedicarte tu dosis diaria de tiempo?

Yo he convertido el tiempo para mí mismo en una prioridad. Lo incluyo en mi agenda del día. En el mundo moderno, siempre hay alguna otra cosa que hacer: un correo electrónico que mandar, una sección del Facebook que revisar, un tuit al que responder. Nunca se acaba. Por eso debes tomar la decisión consciente de convertirlo en una prioridad.

Una de las últimas pacientes a las que he visitado, Suzanne, de cuarenta y dos años, estaba ocupada compaginando la maternidad y un trabajo de media jornada. Cuando me dijo que no tenía tiempo para sí misma, le respondí: «Suzanne, cuando dejas a los niños en el cole, te vas directa a comprar, luego vuelves a casa, revisas el correo electrónico y te pasas el resto del día corriendo, hasta que llega la hora de ir a recogerlos. ¿Qué pasaría si tu coche te dejara tirada? Esperarías el tiempo que hiciera falta mientras te reparaban el coche en el taller. De alguna manera, eso te obligaría a desconectar. Y después volverías a ponerte en marcha y lo terminarías todo, ¿verdad?» La idea pareció gustarle. Y cada día, cuando dejaba a los niños en el cole, se hizo el propósito de dar un paseo de quince minutos, sin el móvil, lloviera o hiciera sol. Seis semanas después, se sentía una persona diferente. Estaba menos estresada y, al contrario de lo que le decía su intuición, era *más* productiva y terminaba más cosas. Aquel pequeño cambio tuvo un impacto enorme en su vida.

El solo hecho de reservarte espacio para ti mismo quince minutos al día, como hizo Suzanne, puede ayudarte a normalizar tus niveles de cortisol. Le recordarás a tu cuerpo lo que es no sentirse atacado. Afirmo que la vida moderna, incluso si se trata de algo tan simple y común como tener una bandeja de correo electrónico llena, es estresante. Yo lo encuentro estresante. Y, en un mundo tan atareado como el nuestro, ¿qué inconveniente podría tener probar lo que propongo? Ninguno. Irónicamente, son las personas que dicen no tener tiempo para estas intervenciones quienes más las necesitan.

EJEMPLOS DE TIEMPO PARA TI MISMO Y SIN MÓVIL QUE PUEDES CONSIDERAR

Darte un baño	✓	Ponerte música	✓
Dar un paseo	✓	Practicar la jardinería	✓
Tomar algo en un café	✓	Cocinar escuchando tu álbum favorito o en silencio	✓
Relajarte en el banco de un parque	✓	Pintar	✓
Leer una revista	✓	Bailar	✓
Leer un libro	✓	Practicar quince minutos de yoga o taichí	✓
Cantar	✓	Relajarte en casa, con o sin música	✓

También puedes incorporar elementos de tu práctica diaria de calma (ver página 46).

2. EL SABBAT SIN PANTALLAS

Cada domingo, apaga todos tus dispositivos electrónicos y pasa el día desconectado.

Era una jornada típicamente febril en mi antigua consulta en Oldham, una tarde de lunes, y llevaba mucho retraso. En el sistema británico de sanidad pública tenemos diez minutos asignados para cada paciente, y es fácil que las visitas acaben solapándose unas a otras. Tu única esperanza es que tengas la suerte de encontrar unos pocos pacientes a los que puedas despachar enseguida. Eso es lo que yo esperaba que pasara el verano pasado cuando un adolescente de dieciséis años llamado Devon entró con su madre. Pero, en cuanto se sentaron, comprendí que no los iba a despachar precisamente rápido.

«Doctor Chatterjee —dijo la madre pronunciando las palabras con dificultad—. El sábado por la noche, Devon se cortó las venas con un cuchillo.»

«¿A propósito?», pregunté.

«A propósito —repuso ella—. Tuve que llevarlo a urgencias. El siquiatra dijo que viniéramos a verle para que nos recetara antidepresivos. Por eso estamos aquí.»

Solo hubiera tardado treinta segundos en hacerle una receta de Prozac y mandarlos a casa. Pero algo me retuvo. Empezamos a charlar y poco a poco Devon se fue abriendo. Yo sabía que tenía pacientes esperando, pero también sabía que no podía fallarle a aquel muchacho. Necesitaba entender por qué un joven de dieciséis años de una familia aparentemente normal había querido hacerse daño.

Mientras tanteaba el terreno, descubrí que Devon se sentía marginado en la escuela, en parte por sus aficiones y en parte por su apariencia. Empecé a preguntarle por sus redes sociales.

—¿Las utilizas a menudo?

—Muchísimo —dijo él sonriendo.

—¿Las utilizas en la cama, por la noche?

—Sí, entro en Facebook, y escribo.

—Mira —le dije—. Me pregunto si las redes sociales no estarán contribuyendo a esto de alguna forma. —El chico se puso serio y la madre me miró con expresión recelosa—. ¿Estarías dispuesto a usarlas menos?

—¿Por qué? —dijo.

—No creo que estén ayudando precisamente a tu salud mental. El hecho de que hayas tratado de hacerte daño es un síntoma. Quiero descubrir lo que lo provoca. ¿Qué te parece si, una hora antes de acostarte, apagas el móvil? ¿Crees que podrías hacerlo?

—Ummm.

—Te diré lo que haremos. ¿Por qué no lo pruebas una semana? Si te sigues sintiendo igual, te haré esa receta.

Imagino que a algunos os habrán dado palpitaciones solo con leer el título de este capítulo. Sé cómo te sientes. A mí me pasaba lo mismo. No es que esté en contra de las redes sociales o de Internet... en absoluto. Pero estoy viendo un aumento exponencial de problemas que tienen su origen ahí. No es tan raro, si tenemos en cuenta la rapidez con la que han aparecido y se han infiltrado en todos los aspectos de nuestra vida. Se estima que hay más dispositivos móviles en el planeta que personas, y eso son muchos móviles. A algunos, y me incluyo entre ellos, les puede resultar difícil prescindir de sus dispositivos electrónicos durante más de diez minutos. Si un domingo por la mañana estoy jugando con mis hijos y tengo el móvil cerca, siento el impulso de consultarlo todo el tiempo. Y sé a ciencia cierta que no soy el único. Se nos anima a que comprobemos continuamente nuestras páginas de inicio, a que comprobemos cuántos Me gusta o cuántos seguidores tenemos, a que nos pongamos al día con los últimos chismes. Hasta hemos empezado a consultar los correos del trabajo en nuestros días libres. Esto contribuye a un problema más amplio, un problema que se ha agravado exponencialmente desde la aparición de los smartphones. A todos nos resulta cada vez más difícil desconectar. Cuando abrimos los ojos por la mañana, en lugar de dejar que nuestros cuerpos despierten de forma gradual, vamos directos a Twitter, o a Facebook, o a Snapchat, o a la plataforma social que sea, y dejamos que ese flujo constante de ruido nos inunde el cerebro. Y ese ruido es un grave problema. Hace cinco años estaba convencido de que la raíz de la mayoría de problemas que veía en mi consulta era la mala alimentación. Ahora, creo que es el estrés.

ADICCIÓN AL SMARTPHONE

Existe una gran controversia sobre lo apropiado de decir, en términos estrictamente médicos, que los smartphones pueden provocar adicción. Pero mi experiencia en el mundo real me ha dejado pocas dudas al respecto. Un estudio realizado en 2014 con 2.000 personas daba una imagen realmente perturbadora del usuario medio. Comprobamos nuestros teléfonos 221 veces al día, empezando hacia las 7.31 de la mañana, cuando miramos el Facebook, leemos las noticias o comprobamos el tiempo antes siquiera de levantarnos. Para cuando nos vayamos a dormir, habremos pasado tres horas y dieciséis minutos pendientes de nuestro móvil. Una estadística aún más alarmante de Estados Unidos indica que el usuario medio toca su móvil 2.617 veces al día.

Si estas cifras son tan ridículamente altas en parte es porque ahora estamos siempre localizables y estamos expuestos a una avalancha incesante de correos electrónicos, llamadas y mensajes de texto. Y además, estos últimos diez años hemos entrado en una malsana cultura del *selfie* que alimenta nuestra adicción al móvil aún más. Los estudios sugieren que los humanos pasamos hasta un 40% del tiempo que dedicamos a hablar informando a otros de nuestras experiencias subjetivas. Se cree que esto activa las rutas neuronales asociadas con la recompensa y activa los centros de la adicción del cerebro, como pueda ser el núcleo accumbens. No es difícil entender que unos pocos *selfies* con las respectivas actualizaciones en Facebook, Instagram y Snapchat puedan provocar un bucle de retroalimentación en tu cerebro y hacer que cada vez quieras más y más de lo mismo. Mi experiencia es que, como pasa con cualquier otra droga, cuanto más usas tu smartphone, más adicto te vuelves.

Los estudios sugieren que los humanos pasamos hasta un 40% del tiempo que dedicamos a hablar informando a otros de nuestras experiencias subjetivas. Se cree que esto activa las rutas neuronales asociadas con la recompensa y activa los centros de la adicción del cerebro, como pueda ser el núcleo accumbens.

La evolución nos ha llevado a disfrutar del reconocimiento social. Somos criaturas altamente sociales. Del mismo modo que la empresa que fabrica las barritas Mars aprovecha la afición que sentimos por los dulces, las redes sociales aprovechan la necesidad que sentimos de tener la aprobación de los demás. Lo cierto es que no estamos diseñados para recibir tanta atención, ni para tomar las 7,7 cucharaditas de azúcar que encontraremos en cada una de esas barritas. Durante el proceso de evolución de la máquina humana tan bien interconectada que somos, se esperaba que ingiriéramos azúcar de vez en cuando, sobre todo en verano. Y es lo que la máquina sigue esperando. Es para lo que se la ha diseñado. También estábamos acostumbrados a que la tribu nos aplaudiera de vez en cuando, cuando hacíamos algo realmente desinteresado y valiente. En cambio, vivimos en una era en que podemos tener estas cosas todo el tiempo. Estamos sobreexplotando nuestros mecanismos evolutivos internos. Y habría que ser muy ingenuo para pensar que esto no tendrá consecuencias.

Hay un problema adicional, lo que los sicólogos que estudian el uso de las redes sociales describen como «presentación perfeccionista». La gente no suele publicar las cosas malas que le pasan durante el día, tiende a concentrarse en las buenas. Eso significa que estamos creando una realidad que podría hacer pensar que tenemos mucho más éxito del que realmente tenemos y disfrutamos más de la vida. Todos tendemos a comparar nuestras vidas con las de los demás y nos juzgamos a nosotros mismos en consecuencia. Todo esto son procesos automáticos. No podemos evitarlo. Para un adolescente vulnerable, esto puede llevar al estrés y la depresión. Y en los adultos puede resultar igualmente pernicioso.

REINICIA VUESTRA RELACIÓN

Una forma de empezar a replantear la relación que tienes con las redes sociales es cambiar el uso que das a tu smartphone. Yo llevo probando esto durante los últimos dieciocho meses y he notado los beneficios enseguida. Un buen punto de partida es desactivar la función de notificaciones en el móvil. Las aplicaciones siguen estando ahí, y funcionan, pero no recibes una notificación cada vez que a alguien le gusta un comentario de Instagram que a ti te ha gustado o comprueba tu perfil en LinkedIn. Podrías llevar esto más allá desactivando la sincronización con la bandeja de entrada de tu correo electrónico. Ahora tendrás que actualizarla manualmente.

Yo era un adicto al icono de las notificaciones de la pantalla del móvil. Ahora ya no las veo. Puedo coger el teléfono para hacer una llamada, ignorando benditamente que tengo diez nuevos correos esperando. A lo mejor no parece gran cosa, pero cuando uno piensa en la cantidad de veces que consultamos nuestros teléfonos cada día, eso supone una enorme cantidad de tiempo. Hasta podrías intentar poner en casa una caja para «dispositivos» donde todos los miembros de la familia puedan dejar su móvil durante las comidas. Las posibilidades son infinitas, y no sé qué podría funcionar y qué no en el contexto de tu vida. Lo que sí está claro es que a todos nos ayuda introducir algún tipo de cambio, por pequeño que sea. Recuerda, cada vez que oyes el tono de notificación o el aviso de entrada de un nuevo correo electrónico, en tu cerebro se activan las señales de recompensa que te hacen desear que haya más.

Lo oigo decir continuamente a mis pacientes, que no tenían ni idea del impacto tan grande que los dispositivos electrónicos tenían en su vida. No hay descanso cuando llevas un smartphone en el bolsillo. ¿Cuántas veces has salido a comer con tu pareja o tu mejor amigo pero en realidad no estabas con ellos? ¿Cuántas veces has oído un zumbido «fantasma» en el bolsillo del pantalón? ¿Qué significa todo esto?

Para Devon, la idea de hacer pausas breves pero regulares con el smartphone era algo nuevo y atemorizador, pero lo hizo. Una semana después, en su siguiente visita, me dijo que se sentía una persona diferente. Quince días después, informó que dormía mejor. Empezamos a ampliar las restricciones con el móvil, de modo que no lo usaba hasta una hora después de haberse levantado y lo dejaba dos horas antes de acostarse. Después de unas seis semanas, le pedí que introdujera cambios en su dieta y sustituyera dulces como las pastas y los cereales azucarados por grasas naturales saludables, como las que contienen los huevos, los aguacates y los frutos secos, y que son necesarias para la producción de hormonas. En la siguiente visita, sonrió y me dijo que su estado de ánimo y sus emociones eran más estables y que se ponía menos nervioso y con menor frecuencia. Seis meses después recibí una carta de su madre. En ella me decía que Devon parecía una persona diferente, que tenía amigos en la escuela y ya no tenía problemas, que yo había cambiado su vida. Nunca llegué a darle la receta del Prozac.

¿Puedo afirmar que el solo hecho de limitar el uso de su smartphone fue lo que mejoró la vida de Devon? No, no puedo. No se trataba de ningún estudio académico ni trabajamos en condiciones de laboratorio. Pero sí me atrevería a decir que, al limitar su exposición en ciertos momentos del día e introducir cambios en su dieta, su vida dio un giro. Los problemas de Devon podían fácilmente haberse catalogado como «depresión» y haberse tratado con fármacos. Y eso es lo que sucede una y otra vez en las consultas de los médicos por todo el mundo.

¿PUEDES PASAR SIN?

El objetivo de esta intervención es que examines, modifiques y reinicies tu relación con los dispositivos electrónicos. Evidentemente, no me corresponde a mí decirte cómo debes moverte en tus redes sociales. Eso depende de ti. Solo espero que te cuestiones tus rutinas, que pienses hasta qué punto las has elegido tú o te han elegido ellas a ti. Solo porque los smartphones dispongan de la funcionalidad de los correos electrónicos, ¿significa eso que tienes que usarla? ¿Qué pasa si no lo haces?

Estoy seguro de que a muchos os inquietará perderos algo importante si no consultáis continuamente el correo. Pero, como comprendió un amigo mío hace poco, si el correo dice que no estás disponible, no estás disponible. Mi amigo se dio cuenta de que, al desactivarlo cuando estaba fuera, controlaba su tiempo y sus niveles de estrés mucho mejor, en lugar de dejar que fueran su smartphone y los correos los que le controlaban a él (es decir, las agendas de los demás). Se trata de aprender a utilizar el móvil de una forma que te ayude en lugar de esclavizarte.

En mi opinión, una de las cosas que caracterizan al adicto es la negación. Se dice a sí mismo: «Por supuesto que podría dejarlo si quisiera, lo tengo controlado». Pero entonces, cuando llega el momento, siempre hay alguna excusa. «Yo lo haría, pero hoy no puedo porque bla bla bla». De modo que, si piensas que la dependencia del smartphone no es un problema en tu vida, ¿por qué no intentas pasar sin él? Intenta ver si eres capaz de hacerlo, solo un día a la semana. ¿Encontrarás una excusa?

He creado un programa de desintoxicación digital de 7 días para ayudarte a prepararte para tu sabbat sin pantallas. El objetivo es ir bajando poco a poco de modo que cuando llegue el domingo estés preparado para dar el salto y pases el día entero sin usar ningún dispositivo. Si un día te parece excesivo, empieza con medio, también notarás los beneficios. Si tu móvil es tu única forma de comunicarte, ¿por qué no intentas desconectar los datos móviles y el wifi un día a la semana? Seguirías estando localizable por teléfono y por los mensajes, pero no caerías en la tentación de navegar por Internet.

PROGRAMA DE DESINTOXICACIÓN DIGITAL DE 7 DÍAS

LUNES
Desactiva las notificaciones push en tu teléfono, tableta y portátil

MARTES
Date de baja en listas de correo electrónico superfluas

MIÉRCOLES
Configura tus aplicaciones de correo electrónico para actualizarlas manualmente; elimina los correos (al menos los del trabajo) del móvil

JUEVES
Caja para móviles a la hora de comer... Deben estar dentro antes de que os sentéis a la mesa

VIERNES
¿Puedes apagar todos tus dispositivos electrónicos noventa minutos antes de acostarte? Plantéate desactivar la bandeja de entrada del correo de tu smartphone hasta el lunes por la mañana

SÁBADO
Dedica dos periodos de una hora a no usar ningún dispositivo; intenta disfrutar de algún momento especial sin publicarlo en las redes sociales

DOMINGO
DÍA SIN PANTALLAS
Pasa el día desconectado y sin mirar ninguna pantalla

3. LLEVA UN DIARIO DE AGRADECIMIENTO

Cada noche, antes de acostarte, escribe una lista de todas las cosas que han ido bien durante el día y todas las cosas por las que estás agradecido.

Descubrí esta intervención sencilla pero sorprendentemente efectiva gracias a Charles Poliquin, un brillante entrenador de fuerza y acondicionamiento que ha trabajado con medallistas olímpicos de más de veinte disciplinas distintas. Cuando apenas acababa de iniciarme en mi carrera como médico, solía leer sus blogs y pensaba lo útiles que podrían ser algunas de aquellas cosas para muchos de mis pacientes. Y no entendía por qué no nos habían enseñado nada de todo aquello en la facultad de medicina. Hace poco tuve el placer de conocerle en persona, y descubrí que hay tres preguntas que siempre hace a su hija antes de acostarse. ¿Qué has hecho hoy para hacer feliz a otra persona? ¿Qué ha hecho otra persona para hacerte feliz a ti? ¿Qué has aprendido? Ahora en la familia Chatterjee también lo hacemos, solo que nosotros lo hacemos en la mesa, durante la cena. Incluso mamá y papá tienen que participar. Y cuando terminas, es difícil no sentirte bien. Si has tenido un mal día, te ayuda a redirigir tus pensamientos. Como humanos, tenemos tendencia a centrarnos en lo negativo, pero estas preguntas nos desafían para que pensemos: «Pues sí, la verdad es que ha estado muy bien» u «Hoy he aprendido esto, esto y esto». Y la mayoría de las veces nos levantamos de la mesa radiantes.

Lo que encontrarás a continuación es una versión simplificada de esta práctica. Guarda un cuaderno y un bolígrafo junto a la cama y cada noche, antes de acostarte, dedica un rato a apuntar las cosas que te han ido bien durante el día y las cosas por las que estás agradecido. He descubierto que esto va realmente bien para redirigir tus patrones de pensamiento en los cruciales momentos de antes de dormir, y ayuda a que el peso del mundo se alivie un poco.

Quizá suena un poco sentimentalón, pero tiene una base científica sólida. El apreciado sicólogo estadounidense Martin Seligman, uno de los fundadores de los estudios sobre felicidad o «sicología positiva», había probado una versión que él llama «ejercicio de las tres bendiciones». Se trata de dedicar diez minutos a escribir tres cosas que han ido bien, antes de acostarte, da igual si son pequeñas o grandes, y de escribir también el motivo por el que han ido bien, ya que es una forma de obligarte a ti mismo a «reflexionar y sumergirte de lleno en ese suceso positivo». Para Seligman, el hecho de anotarlo es fundamental. Mediante una serie de estudios estructurados, descubrió que las personas que hacen esto durante una semana ven aumentar su sentimiento de satisfacción por la vida y descender los niveles de depresión. Según Seligman, si conviertes esto en una práctica habitual «serás menos depresivo, más feliz, y en seis meses te habrás convertido en un adicto a este ejercicio».

En otro estudio estadounidense, dirigido por Chad Burton, de la Southern Methodist University, se animó a veinte personas a escribir sobre un hecho positivo durante veinte minutos tres días seguidos. Cuando se les hizo una prueba tres meses después, los investigadores descubrieron que los sujetos disfrutaban de mejor humor, tenían menos problemas de salud y visitaban menos a su médico. Recuerda, esto fue la cuarta parte de un año después de la experiencia de tres días escribiendo... No se puede negar que es un resultado destacable. Los investigadores de la Universidad de Manchester descubrieron que las personas que experimentan más sentimientos de gratitud no solo duermen mejor, sino que tienen más energía y se concentran mejor.

Sin duda, las personas religiosas han tenido el buen sentido de practicar este truco durante siglos. A los cristianos se les enseña a rezar al final del día y dar gracias. Una buena parte de las normas que establecen las religiones se basa en lecciones que nos enseñan a vivir mejor o mantener algún tipo de orden entre las poblaciones humanas. En la época anterior a los refrigeradores tenía sentido no comer cerdo si vivías en un país caluroso. Estas excelentes normas para llevar una vida mejor se codificaron en la forma de los mandamientos de Dios. Y, aunque soy hindú por nacimiento, no estoy a favor ni en contra de ninguna religión. Acepto plenamente y abrazo el hecho de que cada una de ellas lleva consigo una enorme cantidad de sentido común y sabiduría que han pasado de generación en generación. Tengo la impresión de que los cristianos descubrieron que una dosis de gratitud al final del día aumentaba la calidad de su sueño y mejoraba su estado de ánimo, y que eso tenía muchos efectos realmente positivos para su salud y su bienestar mental. Es ahora, en el siglo XXI, cuando la moderna investigación científica está demostrando que tenían razón.

Un truco sencillo es comprar un diario o cuaderno realmente bonito y guardarlo junto a la cama. Hazlo tuyo. Ámalo. Atesóralo. A algunos de mis pacientes, el solo hecho de comprar un pequeño librito cuyo aspecto les resulta atractivo les ayuda a implicarse en el proceso. Escribas lo que escribas en él, lo importante es que cada día anotes tres cosas por las que estás agradecido. No tiene por qué ser nada complicado. En lugar de centrarte en el compañero de trabajo que no te hizo ni caso por la mañana, ¿por qué no pensar en el que te trajo un café? En lugar de pensar en la dura semana que has tenido, ¿por qué no mirar hacia el fin de semana que acaba de empezar? Pueden ser las tres preguntas que yo aprendí de Charles Poliquin, o algo tan sencillo como que te ha gustado la cena o tienes un techo bajo el que dormir. Escribir estos pensamientos ayuda a modificar sutilmente tu manera de pensar. Y en este mundo moderno, en el que nos bombardean continuamente con imágenes de perfección, es fácil que nuestros pensamientos entren en una espiral de negatividad.

Tres cosas por las que hoy estoy agradecido:

1. _____

_____

2. _____

_____

3. _____

_____

4. PRACTICA LA CALMA A DIARIO

Reserva un tiempo para practicar la calma al menos cinco minutos al día.

Hace más de siete años que soy padre y hasta hace unos meses los niños no han empezado a dormir toda la noche. Durante mucho tiempo he tratado de sobrellevar el agotamiento que suele venir con la paternidad. Mis niveles de energía se resentían, me costaba estar atento y, a veces, hasta saltaba con las personas que tenía más cerca.

Hace un tiempo, cuando mi hijo tenía unos tres años, probé algo nuevo. Bajaba al comedor a las 5.30 de la mañana y meditaba durante diez minutos. A veces me preguntaba: «¿Qué sentido tiene esto?» Porque en mi cabeza lo único que hacía era repasar las cosas que tendría que hacer por la mañana. Pero otras veces me acercaba más a mi objetivo. Poco a poco, mis niveles de energía fueron mejorando. No estaba tan susceptible..., no saltaba por cualquier cosa. No me alteraba tanto en el coche. Dormía mejor. Podía concentrarme más en el trabajo. Aunque en algunas sesiones no conseguía desconectar en absoluto y sentía que aquello había sido una pérdida de tiempo, no parecía importar. El efecto perduraba.

MEDITACIÓN

El término «meditación» es una palabra amplia que puede abarcar muchas cosas. Hay puristas que consideran que hay que practicarla de la forma tradicional, sentado, con las piernas cruzadas y recitando un mantra, pero soy de la opinión de que hay muchas formas de conseguir el mismo resultado. Una paciente mía insistía en que era incapaz de meditar, y le pedí que dedicara diez minutos cada día a escuchar su canción favorita con los ojos cerrados y sin ninguna distracción. «Quiero que escuches esa batería. Que escuches la voz del solista. Quiero que apagues la luz y, simplemente, estés ahí», le dije. Para mí, eso es meditación musical. ¿O quizá sería mejor hablar de esa palabra que tanto hemos oído decir estos últimos años, presencia o conciencia plena... el famoso *mindfulness* inglés? Puede. Aunque la meditación y la presencia o conciencia plena no son lo mismo, tienen muchas cosas en común. Mi definición de presencia o conciencia plena es estar atento y presente en lo que haces en cada momento. Sin embargo, para nuestros propósitos voy a ampliar y simplificar ambos términos. En realidad, se trata de buscar la calma.

Si volvemos a considerarlo desde el punto de vista evolutivo, en los tiempos en que éramos cazadores-recolectores debíamos de estar habituados a los largos periodos de aburrimiento o quietud mental..., las largas caminatas hasta los lugares de caza, la espera hasta que el fuego estuviera lo bastante vivo, los ratos que pasábamos sentados por la noche cuando no había nada productivo que hacer. Seguramente nuestro día a día consistía en largos periodos de calma, interrumpidos por momentos puntuales de estrés. Eso es lo que nuestros cuerpos y nuestras mentes han evolucionado para esperar, pero nuestro entorno moderno no permite eso. Pasamos la mayor parte del tiempo abrumados por cosas que reclaman nuestra atención. Es una de las razones de que nuestra vida cotidiana esté tan emponzoñada.

Y, por supuesto, eso tiene un coste. La materia gris de nuestro cerebro aumenta cuando experimentamos periodos regulares de conciencia plena, mientras que la meditación estimula la actividad neuronal, mejora la calidad del sueño, ayuda a concentrarse y baja la presión sanguínea. Cada vez son más las investigaciones que sugieren que el estrés puede alterar la composición de las bacterias que viven en nuestros intestinos, además de la relación que hay entre ellas. A estos organismos, y al material genético que llevan en su interior, los conocemos como «microbioma». Profundizaremos en el increíble y poderoso mundo del microbioma en el pilar de la Comida, pero el caso es que esos trillones de bacterias interactúan entre sí y con el resto del organismo, y tienen un impacto enorme en nuestra salud. Su composición y diversidad influyen en todo, desde la función intestinal hasta nuestro estado de ánimo. Estudios realizados con ratones sugieren que el estrés modifica su microbioma. Y, aunque no somos ratones, es lógico pensar que esto puede pasar también con los humanos. Solo por esto, el hecho de reducir el estrés practicando la calma puede tener efectos duraderos en nuestro bienestar.

Esta es la clase de beneficios naturales que tendríamos que conseguir de manera automática pero que hemos perdido. Hemos nacido para prosperar. Hemos nacido con una conciencia plena. Pero, con la vida moderna y el sinfín de distracciones que lleva consigo, hemos olvidado esta capacidad innata. La estamos perdiendo. Estamos perdiendo el control y la capacidad de asombro de nuestra mente, que experimenta esa presencia plena por naturaleza.

Una forma sencilla de acceder a esta clase de estado mental son los ejercicios de respiración. Normalmente respiramos sin darnos cuenta, pero, si nos tomamos la molestia de concentrarnos en la respiración, eso puede tener efectos profundos. Cuando al espirar tardas más que al inspirar, estás activando el sistema nervioso parasimpático, que puedes ver un poco como tu modo relajación. A diferencia del sistema nervioso simpático, que es el modo lucha o huye. Muchos pasamos demasiado tiempo en modo lucha o huye y muy poco en modo relajación.

RESPIRACIÓN 3-4-5

He ideado un sencillo ejercicio que yo llamo respiración 3-4-5. No podría ser más fácil. Solo tienes que inspirar durante tres segundos, retener el aire durante cuatro y espirar durante cinco. Recordarlo es fácil y hacerlo aún más.

Recuerdo un paciente de cuarenta y ocho años, Brian, que tenía un trabajo estresante en un banco. Cada día, durante la hora de comer, pasaba veinte minutos dando caladas furiosas a un cigarrillo en un intento por aliviar su estrés. Se sentía nervioso cuando volvía al trabajo y esto se prolongaba durante toda la tarde, hasta mucho después de haber salido del trabajo. Esto tenía efectos desastrosos sobre el sueño. Le sugerí que probara con la respiración 3-4-5 a la hora de comer. Para él era una idea nueva, pero accedió a intentarlo. Solo lo hacía durante unos minutos en su coche a la hora de las comidas, pero los beneficios fueron inmediatos. En su siguiente visita me habló de menos estrés, menos ansiedad, mejor concentración durante la tarde e, increíblemente, mejor sueño. Y todo por modificar de forma consciente su respiración a la hora de las comidas. Una vez comprendió los beneficios de hacer aquello, los minutos se fueron alargando y ahora dedica quince minutos al día a este ejercicio. Brian empezó por poco y fue subiendo. Tú puedes hacer lo mismo. Lo importante es empezar.

Incluso dos minutos al día pueden ayudarte. ¿No tienes dos minutos? ¿En serio? ¿Acaso no te cepillas los dientes por la mañana y por la noche? Sospecho que sí. ¿Por qué? Porque desde pequeño le has dado prioridad y esa prioridad se ha convertido en una rutina. Quizá ha llegado la hora de crear una nueva rutina: dos minutos de respiración consciente al día. E intenta hacerlo siempre a la misma hora..., te será más fácil conseguir que se convierta en un hábito.

Uno de los principales problemas que encuentro cuando hablo de estos temas con los pacientes es que siempre dan por supuesto que no lo van a conseguir. Y nunca he encontrado un paciente que, *una vez ha encontrado la práctica de calma que le funciona*, no pudiera hacerlo. Otro problema es que muchos se rinden enseguida. Con frecuencia, los pacientes dicen: «Doctor, lo he intentado dos veces. No puedo». Y yo les pregunto: «Si te pidiera que corrieras en el maratón de Londres, ¿intentarías correr esos cuarenta y dos kilómetros dos o tres veces y me dirías que no puedes o intentarías ir mejorando paulatinamente?» La mayoría entienden que para correr un maratón tienes que entrenar a tu cuerpo. Pues con la mente es igual, hay que entrenarla para que se acostumbre a la práctica de la calma.

Si prefieres sentarte con las piernas cruzadas en un taburete salmodiando «Om» o mirando fijamente una vela, perfecto, pero no hay ninguna forma correcta o equivocada de hacerlo. Hay un millón de formas de meditar, y seguro que alguna de ellas te funcionará. Puedes meditar mientras caminas siempre y cuando sepas estar presente mientras lo haces. Intenta concentrarte en el hecho de caminar la próxima vez que salgas. Concéntrate en tus pies cuando pisan el suelo. Sé consciente de los árboles que se mecen con la brisa. Sé consciente y presta atención. Es una experiencia muy distinta a caminar mientras mandas mensajes por el móvil, o mandas correos, o compruebas tus redes sociales.

«Mi definición de presencia o conciencia plena es estar atento y presente en lo que haces en cada momento. En realidad, se trata de buscar la calma.»

INSPIRA SOLO DURANTE TRES SEGUNDOS, RETÉN EL AIRE DURANTE CUATRO Y DÉJALO ESCAPAR DURANTE CINCO

El taichí es una forma de meditación en movimiento. Podrías hacer como Brian y practicar la respiración 3-4-5 durante la hora de las comidas. O puedes hacer como yo y descargarte una aplicación con una meditación guiada (recomiendo Calm o Headspace). Lo que me gusta de las aplicaciones es que me hacen sentir que estoy *haciendo* alguna cosa. Te pones los cascos, le das a *play*. Y ya está. *¡Estoy haciendo algo!* Y entonces sigues las instrucciones que vas oyendo. En cambio, mi mujer no las soporta..., ella puede desconectar, y le resulta irritante oír una voz cuando está meditando. Y eso está bien. Tienes que hacer lo que te funcione. Y ni siquiera tienes por qué usar el mismo método cada vez. ¡Puedes combinar!

En realidad no hay normas. Elige algo que te guste y hazlo, aunque solo sea unos minutos cada día. Puedes hacerlo siempre que quieras. En la cama, cuando despiertes por la mañana, o justo antes de acostarte por la noche. En el coche, a la hora de comer. ¿Y qué me dices de la presencia plena en la cocina, cuando estás totalmente metido en lo que haces?

Otra cosa que suele dificultar el éxito a la hora de meditar es la autocrítica. Si te resulta difícil, no te juzgues. Yo probé el taichí por primera vez como parte de una serie documental que estaba rodando para la BBC y me pareció imposiblemente difícil. El instructor (lo que se conoce como *sensei*) no dejaba de decirme que me relajara, pero yo no era capaz de ponerme. La mayoría no hemos sentido la conciencia plena en años, y no es lógico esperar que podamos sentirnos como el dalái lama sin más. No seas muy duro contigo mismo. Si tus pensamientos van a toda velocidad, déjalos que corran, no pasa nada, pero asegúrate de que los observas mientras lo hacen. Sigue siendo un avance respecto a lo que tenías ayer, cuando no sabías que tus pensamientos estaban tan acelerados y te limitabas a dejarte llevar por la implacable estampida.

Muchas de nuestras capacidades naturales para la calma se pierden cuando nos hacemos adultos y dejamos que la presión y las responsabilidades de la vida real nos engullan. Por eso puede ser tan instructivo observar a los niños. Ellos no hacen un montón de cosas a la vez, se concentran en lo que están haciendo en cada momento. Cuando miro cómo mi hijo juega, a veces ni siquiera me oye, porque está totalmente absorto en su nueva creación con el Lego. Cuando mi hija dibuja, me siento como si fuera invisible, está tan inmersa en el proceso que es como si yo no existiera. Es lo mismo que cuando Tiger Woods jugaba bien y dominaba en el mundo del golf. Alguien como él, que se absorbe tanto en el juego, no oye a las masas. Ni siquiera las ve. Está en su elemento. En un sentido muy real, está practicando la conciencia plena. Está totalmente presente en ese momento. En sicología, a veces esto se conoce como «estado de fluidez».

ALCANZAR LA FLUIDEZ

La fluidez no es patrimonio exclusivo de los atletas de alta competición ni de los monjes budistas. Todos podemos experimentar nuestro propio estado de fluidez, pero antes tenemos que descubrir qué es lo que nos hace llegar a él, porque es algo distinto para cada persona. También hemos de ser muy estrictos cuando planificamos el tiempo que le vamos a dedicar y asegurarnos de que no nos molestan, porque de otro modo nunca lo conseguiremos. Yo soy tan vulnerable a las distracciones del mundo moderno como el que más. Incluso mientras escribía este libro, no dejaba de distraerme consultando los mensajes de texto, contestando llamadas, navegando por la red y echando vistazos puntuales a mi Facebook. Si he conseguido acabarlo es porque decidí apagar el móvil. Hay aplicaciones creadas para bloquear Internet que pueden ser muy útiles (recomiendo Freedom y Anti-Social, que están disponibles en Freedom.to y antisocial.80pct.com). Pero también he podido experimentar el estado de fluidez en muchas ocasiones. Soy un músico entusiasta y he pasado buena parte de mi vida escribiendo e interpretando. Cuando estoy trabajando en un nuevo tema, a veces quedo totalmente absorto en el proceso creativo. Cuando estoy cortando pistas en el estudio, no es raro que las horas se me pasen como si fueran minutos. ¿Por qué? ¡Porque estoy fluyendo! El tiempo pasa de un modo distinto porque estoy totalmente absorto en lo que hago. Esto es una forma de calma. El estrés y las distracciones de la vida diaria quedan bloqueados y la mente está pasando por un pico de fluidez.

La conciencia cada vez mayor de que estamos perdiendo esta capacidad ha hecho que se popularicen los cuadernos para colorear para adultos. Es curioso lo calmada que tiene que estar la mente para que pueda uno ponerse a colorear dibujos, y quién sabe, este podría ser el primer paso para ti. Si estás más familiarizado con el yoga, quizá habrás oído hablar de la secuencia llamada Surya Namaskar o saludo al sol. Se trata de una serie de posturas que incorporan movimientos y respiración controlados. Cinco minutos de saludos al sol, si se hace en un estado de conciencia plena, pueden resultar fantásticamente restauradores y hacerte rejuvenecer. Hay muchas opciones distintas para tus cinco minutos diarios de práctica de la calma. Cuanto más practiques, más fácil te resultará. Mejor aún, conforme esos cinco minutos diarios se conviertan en un hábito, descubrirás que te ayudan a estar más presente cuando empieces con los quince minutos de tiempo para ti mismo que encabezan este pilar.

Si no tienes la suerte de poder sumergirte totalmente en tu pasatiempo favorito durante cinco minutos o más al día, practica la calma donde puedas: en el coche, en una cafetería... o incluso en el probador de una tienda de ropa. Si tienes la aplicación de móvil y unos auriculares, puedes hacerlo en cualquier sitio. Yo muchas veces lo hago en el tren. Un buen consejo es que lo hagas siempre a la misma hora. De este modo lo convertirás en un hábito, y si modificas conscientemente tus hábitos, modificas inconscientemente tu biología. Estas pequeñas decisiones diarias son las que actúan sobre tu cuerpo como una medicina. Si hubiera algún fármaco capaz de lograr lo que consigue la práctica habitual de la calma, costaría millones. Es así de poderosa.

Lo ideal es que te pongas como meta llegar a los diez o quince minutos al día. Pero no tienes por qué empezar con tanto. Empieza poco a poco si te va mejor. Incluso dos minutos son un buen comienzo. Da un poco de miedo si nunca lo has hecho antes, y tampoco podemos esperar que, después de años con una mente hiperactiva, vayamos a aprender a desconectar en dos días.

¿Cuándo fue la última vez que te sumergiste de lleno en algo que te encanta? ¿Qué es lo que te hace sentir que fluyes? ¿La jardinería? ¿La cocina? ¿La pintura? ¿Juguetear con las piezas de un motor? Sea lo que sea, aférrate a ello. Poséelo. Protégelo. Practícalo. Utilízalo como una forma de lograr la calma.

INTERVENCIONES DE CALMA QUE PODRÍAS PROBAR:

Para llegar a buen puerto con esta intervención se requiere una práctica diaria y concienzuda; por eso, mi recomendación es la meditación (guiada o sin guiar) o la respiración.

Meditar con una app como Calm	✓
Respirar hondo	✓
Prácticas de respiración del yoga, como inspirar por la fosa nasal izquierda, retener el aire cuatro segundos y espirar por la fosa nasal derecha	✓
Respiración 3-4-5	✓
Cinco minutos coloreando imágenes	✓
Sentarse en silencio siendo plenamente consciente de los sentidos; por ejemplo, sintiendo los pies contra el suelo, la brisa en la cara, etc.	✓
Escuchar música en un estado de conciencia plena... con los auriculares puestos, los ojos cerrados, totalmente concentrado	✓

5. REIVINDICA LA MESA PARA LAS COMIDAS

Toma al menos una de las comidas en la mesa, acompañado (si es posible), y sin dispositivos electrónicos.

Cuando era pequeño, mi madre siempre dedicaba un tiempo a prepararnos comidas caseras. Mis padres crecieron en Kolkata, y eso formaba parte del estilo de vida de allí. En la India todo el mundo cocinaba. Pero yo me crié en el norte de Inglaterra, en los ochenta, y nunca fui consciente de la suerte que tenía. Mi madre preparaba montones y montones de comidas deliciosas que olían de maravilla, y siempre había táperes guardados en la nevera. Cuando tenía hambre, solo tenía que ir a la nevera, poner el contenido de alguno de esos táperes en un plato y calentarlo en el microondas. Mi favorito era el pollo al curry con arroz. Me recuerdo andando arriba y abajo con impaciencia, mientras esperaba el ping del microondas, y después me encaramaba en un taburete ante la barra de la cocina y me ponía a soplar aquel curry dulce y especiado antes de metérmelo aún quemando en la boca. Era como estar en el paraíso.

Pero, conforme me hacía mayor y la presión de los exámenes iba en aumento, esto se fue convirtiendo en un mal hábito. Y no solo para mí. Mis hermanos y yo llegábamos a casa y cada uno se calentaba su plato por separado en el microondas y se lo llevaba quemándose los dedos al sofá, para comerlo mientras veíamos la serie australiana *Neighbours*. Puedo entender por qué nuestros padres creían estar haciéndonos un favor. Si veíamos nuestras series favoritas mientras comíamos, ¡eso nos dejaba más tiempo para los deberes! Y tenían razón, ganábamos un tiempo precioso para el estudio. Pero perdimos una cosa, y es algo que ahora creo que era mucho más importante. Lo que perdimos fue la sensación de poder estar todos reunidos en torno a la mesa, cotilleando, riendo, tirándonos pullas, haciendo las cosas que se supone que hace una familia cuando está reunida. Lo que perdimos fue la conexión.

CONVERSACIONES A LA LUZ DEL FUEGO

Sospecho que, hace cientos de miles de años, cuando las lentas fuerzas de la evolución aún estaban desarrollando el diseño de nuestro cuerpo, nunca nos íbamos a comer solos de esta forma. Y no solo me lo dice mi sentido común. En realidad podemos hacernos una idea bastante aproximada de lo que era la vida cuando vivíamos en tribus de cazadores-recolectores porque esas tribus siguen existiendo en zonas del mundo donde han tenido un mínimo contacto con el mundo moderno. Una de estas tribus, los bosquimanos ju/'hoansi, habita en Namibia. Los investigadores que estudian su comportamiento hablan de fascinantes cambios en diferentes momentos del día. Durante las horas de luz, la conversación gira mayoritariamente en torno a cosas prácticas, como estrategias para la caza y todo tipo de debates. Pero cuando el sol se pone, todo cambia. Cuando se sientan en torno al fuego, el 81% de las conversaciones consiste en explicar historias a los demás. En lo que los investigadores conocen como «conversaciones a la luz del fuego». Son momentos de calma, de reflexión y, quizá lo más importante, de conexión.

La importancia de la relación entre el bienestar físico y la conexión social no se ha tenido en cuenta hasta hace unos años. Hemos evolucionado como criaturas tribales, viviendo felices en grupos grandes, y por eso el cerebro interpreta el aislamiento social como un grave problema. De nuevo, cuando se produce esta situación, el cuerpo interpreta que está siendo atacado y entra en una especie de modo emergencia. Los niveles de la hormona del estrés, el cortisol, tienden a ser más altos en las personas que están solas. También hay pruebas de que desencadena la respuesta de lucha o huye y de ese modo la inflamación crónica se incrementa. Un importante metaanálisis de 2012 que recopilaba datos reunidos a partir de más de 100.000 personas descubrió que los efectos de sentirse socialmente desconectado son equiparables a los del tabaco, y tres veces más perjudiciales para la salud que la obesidad. Otro estudio que se centraba en los efectos de la soledad a largo plazo demostró que, en 2002, la sensación de aislamiento era un buen indicador de quién habría muerto en un plazo de seis años. El profesor John Cacioppo, experto en soledad, compara este estado con sentir dolor, hambre y sed. «No es bueno estar en ninguno de estos estados, al menos no durante mucho tiempo —dice—, pero cada uno de ellos ha evolucionado como una señal biológica aversiva que nos impulsa a hacer algo bueno por nosotros mismos. El dolor físico nos mueve a cuidar de nuestro cuerpo físico. La soledad nos impulsa a cuidar de nuestro cuerpo social.»

«Conversaciones a la luz del fuego.» Son momentos de calma, de reflexión y, quizá lo más importante, de conexión.

REIVINDICA LA MESA PARA LAS COMIDAS

Por eso recomiendo comer en la mesa. Ya sé que los ju/'hoansi no usan mesas, pero el objetivo de esta intervención no es el mobiliario, es estar con otros. En el mundo occidental moderno es en torno a la mesa, y no el fuego, donde se produce nuestra conexión o «conversación a la luz del fuego». Y ese no es el único beneficio que comporta. El hecho de sentarnos nos ayuda a salir del modo lucha o huye y nos hace entrar en modo relajación, porque activa el sistema nervioso parasimpático (ver página 23). Cuando estás en modo relajación, digieres la comida adecuadamente. Si estás en modo lucha o huye, no. Además, si estamos sentados a la mesa, seguramente comeremos menos. Una investigación reciente de la Universidad de Birmingham ha demostrado que cuando comemos delante del televisor no solo consumimos más en esa comida en particular, sino que más tarde ingeriremos más calorías.

¿Por qué sucede esto? A lo mejor te sorprende si digo que el hambre no es la única cosa que influye en cómo comes; la memoria también desempeña un papel. Si estamos absortos viendo cómo un leopardo caza un antílope en un documental de David Attenborough mientras nos metemos las cucharadas de comida en la boca, seguramente recordaremos menos de la comida y empezaremos a recibir señales de «tengo hambre» mucho antes. La atención también es importante, y por motivos similares. Después de unos veinte minutos comiendo, el cerebro empieza a enviar la señal de que estás lleno. Estas señales en parte dependen de la cantidad que has comido, y esa información no solo deriva del volumen real ingerido, sino también de cuánto hemos visto, olido y paladeado.

Hasta no hace tanto, hará como unos veinte años, lo normal era que las familias comieran juntas. Casi cada casa, incluso las pequeñas, tenían un espacio reservado justamente para eso. Ahora hay casas donde ni siquiera tienen mesa. Comer en grupo ha formado parte de la vida del hombre durante cientos de miles de años, y sin embargo, en solo unas décadas, la costumbre ha desaparecido casi por completo de muchos hogares. Hemos suprimido los comedores para crear espacios más amplios donde poder ver la televisión. Pero esto no tiene por qué ser irreversible; la buena noticia es que el problema tiene fácil arreglo. Hay muchas opciones adaptadas a todos los presupuestos, e incluso hay mesas plegables si dispones de poco espacio.

Hace poco, Jenny y Paul, una pareja a la que visito en mi consulta, empezaron a comer juntos por sugerencia mía. Jenny tiene cincuenta y un años, siempre ha tenido problemas de sobrepeso y sufre de cambios bruscos de humor. Por otro lado, Paul, su marido, que tiene cincuenta y dos años, tiene problemas para dormir y pasa dos horas al día en el trayecto de ida y vuelta al trabajo. Siempre está cansado y ha empezado a acumular grasa en la zona del vientre. Y hasta hace solo cinco años tenía una figura envidiable.

Después de solo una semana de comer juntos y sentados a la mesa y pasar de una dieta de alimentos procesados a una dieta natural, me dijeron que se sentían totalmente diferentes. Ahora hablan más, se interesan por lo que hace el otro durante el día, son más conscientes de qué y cuánto comen. Por supuesto, no sé si es el hecho de que coman juntos o el cambio de dieta lo que más les ha beneficiado... y la verdad es que tampoco importa. Lo importante es superar la barrera. Estas dos intervenciones les han ayudado a tomar el buen camino, el camino que les hace respetar sus umbrales personales. Comen mejor, comen menos y se sienten más unidos. Estos cambios, por sí solos, están teniendo un efecto enormemente positivo en sus vidas.

COMIDA

Vivimos en una cultura obsesionada con el aspecto, y tal vez sea eso lo que nos ha hecho llegar a la peligrosa conclusión de que la dieta solo tiene que ver con el peso. Nos ha obligado a concentrarnos de manera implacable en las grasas y los carbohidratos. Muchas personas, sobre todo los mayores de treinta años, han crecido oyendo que es mejor seguir una dieta baja en grasas. Hasta hace poco no se ha sabido que este consejo estaba en parte equivocado, y que ha llevado a ciertas consecuencias desafortunadas y no deseadas. En la práctica, reducir el consumo de grasas con frecuencia implicaba aumentar el consumo de azúcares y de carbohidratos refinados y altamente procesados, con resultados fácilmente predecibles. También olvidamos que la grasa, siempre y cuando sea la correcta, puede ser buena.

Pero eso no significa que tengamos que volver a caer en el mismo error y decidir que tenemos que tomar una dieta rica en grasas. Tenemos tendencia a la hipercorrección, a simplificar en exceso. Resulta tentador pensar que ahí fuera, en algún lugar, hay una dieta perfecta y que lo único que tenemos que hacer para tener una salud perfecta es encontrarla. Por supuesto, hay mucha gente que cree haberla encontrado: dietas bajas en grasas, ricas en grasas, ricas en proteínas, bajas en carbohidratos, vegetarianas, veganas... y así sucesivamente. Y es cierto que cada una de estas opciones puede funcionar para algunas personas, pero ninguna es una solución definitiva para todos.

Actualmente, uno de los principales problemas que tenemos con la alimentación es la enorme cantidad de pautas contradictorias que nos dan por todas partes. Al contrario de lo que puedas pensar, a mí ninguna dieta me parece mal. Si ser vegano o ceñirte a tu interpretación personal de lo que es la dieta paleolítica te funciona, estupendo. Pero me niego a aceptar que pueda haber una única dieta que pueda irle bien a todo el mundo. Recuerda, los humanos siempre hemos sido omnívoros oportunistas. A lo largo de la historia, nuestra dieta la han dictado la geografía y el clima. Comíamos aquello que estaba disponible. Esto significa que la máquina humana evolucionada puede adaptarse a una gran variedad de dietas.

DIETAS AZULES

En el mundo existen algunos enclaves que casi parecen mágicos donde el porcentaje de personas que viven más de 100 años es hasta diez veces superior a la media. Estas personas casi siempre gozan de buena salud y tienen un porcentaje mucho menor de enfermedades degenerativas crónicas como la demencia, los ataques al corazón o las apoplejías. El científico belga Michel Poulain ha definido estos lugares como «zonas azules». Como ya podrás imaginar, los expertos en nutrición han estudiado ampliamente estas zonas azules con la esperanza de descubrir la Gran Dieta Milagrosa. Pero ¿qué crees que han descubierto? ¿Que el secreto de las zonas azules está en comer menos carbohidratos? ¿En la comida vegetariana? ¿En las dietas sin gluten? En absoluto. Lo que en realidad han descubierto es que hay una gran variedad de dietas. En estas zonas hay quien comía carne; otros, como los adventistas del séptimo día de California, eran vegetarianos; los había que comían más pescado, mientras que en lugares como Okinawa tomaban sobre todo alimentos ricos en carbohidratos, como el boniato.

¿CUÁL ES LA DIETA ADECUADA PARA TI?

Uno de los inconvenientes de dar consejos generales sobre alimentación es que la dieta más adecuada depende en cada caso de la salud de la persona. Alguien que lleva veinte años maltratando a su cuerpo tendrá que introducir más cambios en su dieta que alguien que esté en relativa buena forma. Es probable que la dieta más adecuada para ti evolucione y cambie con el paso de los años. La salud de un niño tendrá unas prioridades muy distintas a las de un octogenario, igual que pasaría con la de un culturista en relación con una mujer embarazada.

Dicho esto, parece que sí hay algunos principios muy generales y básicos que coinciden en las dietas de todas las zonas azules:

- Ninguna utiliza alimentos procesados. Toman principalmente alimentos frescos, sin procesar, productos locales.

- Todos se sientan a comer en grupo.

- Comen productos de temporada.

- Se permiten caprichos, pero solo en festividades muy especiales como la Navidad o la Semana Santa, no todos los días después de clase, o incluso solo los viernes o los sábados.

Estos son los principios en los que quiero concentrarme.

HACER UN CAMBIO

Para este pilar sugiero cinco intervenciones. Cada una de ellas te ayudará a mejorar tu salud, y la buena noticia es que todas están interconectadas, de modo que, cuando empieces con una, las otras te resultarán mucho más sencillas. Cualquier persona puede ponerlas en práctica, sean cuales sean sus preferencias alimentarias: carne, pescado, vegetarianismo o veganismo. Están diseñadas para que sean asequibles y realizables, y debes seguirlas a tu propio ritmo. Para aquellos que necesitéis una orientación más precisa, sugiero que empecéis por «reducir el consumo de azúcar» y los «microayunos diarios». Las dos mejorarán rápidamente la forma en que te sientes y te harán mucho más fácil ponerte con las otras intervenciones.

UNA MENCIÓN ESPECIAL PARA EL GLUTEN Y LOS LÁCTEOS

Aunque estrictamente hablando no forma parte de *El Plan de los Cuatro Pilares*, me gustaría compartir contigo una intervención que ha cambiado la vida de muchos de mis pacientes: las dietas de eliminación. Estas dietas están rodeadas de una gran polémica y provocan emociones encontradas y una gran confusión. Esto es lo que yo opino.

COMER SIN GLUTEN

Los humanos hemos evolucionado comiendo lo que encontrábamos, sobre todo carne, pescado, huevos, verduras, fruta, frutos secos, semillas y legumbres. Parece que el grano del tipo del trigo o la cebada se ha introducido en nuestra dieta en fechas relativamente recientes, pero eso no significa que la evolución no nos haya hecho para comerlos. A diferencia de algunos expertos, no me opongo de forma radical al consumo de grano, pero cuando quiero tratar a un paciente de problemas concretos, como el dolor de articulaciones, los dolores de cabeza o los eczemas, con frecuencia le pido que evite los alimentos que contienen gluten durante un periodo de cuatro semanas. Eso significa eliminar de la dieta cosas como el pan, la pasta y los cereales. Mucha gente tiene reacciones cuando toma estos alimentos aunque no sea consciente de ello, y al eliminarlos de la dieta se puede reducir la inflamación.

SUPRIMIR LOS LÁCTEOS

Lo mismo sucede con los lácteos. Hay personas que parece que los toleran bien y su salud puede beneficiarse de su consumo, pero en otros casos el efecto es el contrario. Se estima que al menos el 75% de la población mundial tiene intolerancia a la lactosa, un azúcar presente en la leche y el queso (el yogur suele tener cantidades menores). El porcentaje será significativamente menor en países como el Reino Unido, ya que el problema tiene mayor incidencia entre ciertas etnias de África y Asia, pero incluso si no tienes intolerancia a la lactosa, un número importante de personas presenta sensibilidad a diferentes componentes de los productos lácteos, como la caseína, una proteína.

Muchos pacientes que llegan a mi consulta han pasado la vida sin ser conscientes de que no la procesan adecuadamente y se sorprenden cuando de pronto desaparecen unos síntomas con los que han vivido durante años. Un paciente que visité hace poco había pasado años sufriendo de acidez de estómago y tenía una tos seca persistente. A pesar de haber probado muchos fármacos, haber acudido a docenas de visitas con el especialista y haber pasado por cuatro endoscopias, su día a día era un suplicio. Después de tres semanas con una dieta de eliminación, sus problemas desaparecieron del todo. Cuando quiso volver a tomar los alimentos eliminados, los síntomas volvieron. No hizo falta que le convenciera. Lo vio muy claro. Y hasta el día de hoy los síntomas no han vuelto.

He visto problemas como la sinusitis o la tonsilitis recurrentes, problemas de piel como el eczema, las migrañas, el síndrome del intestino irritable y la acidez de estómago, la mucosidad y los cambios problemáticos de humor que desaparecían cuando los pacientes eliminaban de su dieta esos alimentos. Sin embargo, debo decir que nunca recomiendo los productos «sin gluten» que venden en los supermercados, porque muchos de ellos están muy procesados y contienen altos niveles de azúcares. Prefiero recomendar alimentos naturales que no contienen gluten de forma natural, como la carne, el pescado, la fruta, las verduras, el arroz y el trigo sarraceno. Existe la falsa percepción de que solo los celíacos tienen que renunciar al gluten. Pero muchos estudios demuestran que no es así.

Muchos presentadores mal informados de medios de comunicación han descrito el hecho de evitar el gluten y los lácteos como una especie de moda, como si fueran un grupo esencial de alimentos. Y no lo son. Hay varios grupos de población en el mundo, como los chinos, que consumen muy pocos productos lácteos, o ninguno, y les va estupendamente.

Los médicos suelen exigir pruebas muy contundentes de que un alimento determinado está causando el problema antes de recomendar su eliminación en la dieta. El problema es que con frecuencia es difícil tener esas pruebas, y ni siquiera se puede confiar plenamente en los análisis de sangre. No creo que tengamos que ser tan rigurosos antes de intentarlo. Una dieta de eliminación bien gestionada es gratis e inofensiva, y las mejoras potenciales para tu salud podrían ser importantes.

Sería bueno buscar la ayuda de un profesional para que te ayude a estructurar tu dieta de eliminación y asegurarte así de que consumes todos los nutrientes necesarios.

1. REDUCE EL CONSUMO DE AZÚCAR

Reeduca tus papilas gustativas eliminando los azúcares de tu cocina y acostúmbrate a leer siempre la etiqueta de lo que compras para comprobar el contenido en azúcares.

Este ha sido uno de los capítulos que más me ha costado escribir. ¿Por qué? Porque en la actualidad los azúcares están en todas partes, y se esconden donde menos lo esperas. Todos mis pacientes consumen cantidades de azúcar distintas, pero si una cosa tienen en común es que es demasiado..., al menos en relación con su salud. Mi objetivo con esta intervención es ayudarte a reiniciar tu relación con los azúcares. La mejor forma de conseguir esto es reducir de manera drástica su consumo, pero para eso primero tienes que saber dónde están.

Hemos dejado que en cuestión de alimentación sean las grandes multinacionales de la nutrición las que decidan por nosotros. Son ellas las que deciden lo que utilizan en sus productos y, por tanto, lo que metemos en nuestros organismos. De este modo, lo que sucede en los consejos de administración de empresas lejanas está desencadenando en nuestro interior una cascada de cambios biológicos que podrían provocar dolor, estrés y enfermedad e incluso acortarnos la vida. Puede parecer melodramático, pero no por ello es menos cierto.

Tomemos como ejemplo los azúcares. Si consumes alimentos procesados o empaquetados es muy probable que estés ingiriendo una cantidad desorbitada de esa sustancia blanca y pegajosa. La única forma de hacerse una idea real de la cantidad de azúcares que uno consume es acostumbrarse a mirar las etiquetas. No dejo de maravillarme cuando veo la cantidad de productos empaquetados supuestamente saludables que incluyen el azúcar entre sus ingredientes principales. Si vas a la sección de alimentos saludables de un supermercado, en la parte de refrigerados seguramente encontrarás paquetes de pechuga asada de pollo que contienen azúcar.

¿Para qué necesita la carne el azúcar? Que alguien me lo explique, por favor. Lo pregunto porque, realmente, no lo entiendo. Estos supermercados están jugando de forma irresponsable con nuestra salud, y con el sistema de sanidad pública, solo para conseguir alguna minúscula ventaja sobre sus rivales. El azúcar cada vez se incluye en más alimentos, y al final quienes lo pagamos somos los consumidores, no solo en la caja, también con nuestra salud. La diabetes tipo 2 se ha convertido en una auténtica plaga en el Reino Unido. Desde 1996 el número de británicos a quienes se ha diagnosticado esta enfermedad se ha duplicado, y ha pasado de 1,4 millones hasta casi 3,5 millones. Además, se estima que hay otro 1,1 millones que la padecen sin saberlo. La diabetes le cuesta a la sanidad pública británica la astronómica cifra de 10.000 millones de libras al año, el 10% de su presupuesto. Eso son 27 millones al día. Más de 1 millón por hora. Incluso los alimentos que damos a nuestros hijos están saturados de azúcares. La cantidad máxima recomendada para los niños es de cinco terrones al día, y la mayoría de niños británicos consumen tres terrones solo en el desayuno.

Una de las tendencias más preocupantes que he visto en mis dieciséis años de práctica como médico es que cada vez son más los niños que se niegan a comer fruta o verdura. Desde el punto de vista evolutivo, ¿cuándo se ha visto algo igual? Es absolutamente increíble. Pero es un claro indicador de hasta qué punto ha secuestrado nuestros cuerpos la industria alimentaria. Tendríamos que sentirnos indignados. Antes los melocotones se consideraban una delicia en verano, pero, si tus papilas gustativas se han acostumbrado al sabor de las golosinas de Haribo, una cosa tan hermosa y maravillosa como un melocotón maduro pierde toda su magia. Estamos permitiendo que estas empresas adormezcan nuestras percepciones gustativas innatas, que son las *correctas*.

CAMBIA TUS PAPILAS GUSTATIVAS

En parte el problema es que, según parece, el consumo excesivo de azúcares altera nuestras papilas gustativas. Cuanto más tomamos, más desea nuestro organismo. Un estudio muy esclarecedor de 2016 comparó a dos grupos de personas que en un primer momento consumían la misma cantidad de azúcares. A uno de los grupos se le puso una dieta baja en azúcares y el otro siguió con la dieta inicial. Un mes después, el grupo de la dieta baja en azúcares catalogó como más dulce el mismo postre que los que no habían reducido su consumo de azúcares. Y cada mes que pasaba, el grado de dulzura les parecía más alto. Cosa que corrobora el hecho de que reducir la ingesta de azúcares influye en el sentido del gusto. Desde luego, esto no hace sino confirmar mi propia experiencia y la de mis pacientes. Hace muchos años, yo tomaba el té con azúcar. La primera vez que lo probé sin, el sabor me pareció repugnante. Pero unas semanas después, por error cogí el té de otra persona que sí lo tomaba con azúcar y casi lo escupo.

Un importante problema es que biológicamente estamos hechos para anhelar el azúcar. Uno de los líderes mundiales en biología evolutiva, el profesor Daniel Lieberman, de Harvard, sostiene que el azúcar constituye un «anhelo ancestral y profundo» que seguramente apareció para ayudarnos a sobrevivir. Atiborrarnos de frutas dulces durante el verano nos permitía almacenar grasas que utilizábamos durante los periodos de escasez del invierno. «En pocas palabras —ha dicho Lieberman—, los humanos evolucionamos para anhelar el azúcar, almacenarlo y luego utilizarlo. Durante millones de años, nuestros anhelos y nuestros sistemas digestivos se mantuvieron en un equilibrio exquisito, porque el azúcar era algo raro. Aparte de la miel, la mayoría de alimentos que nuestros antepasados cazadores-recolectores consumían no eran más dulces que una zanahoria.» Estamos programados para anhelar el azúcar y guardarlo para producir energía en la forma de grasa. Pero la tecnología alimentaria moderna ha permitido que proliferen los sabores ultradulces. Una adaptación que en su momento nos sirvió para sobrevivir se ha convertido en un problema.

Y, puesto que hay tantos azúcares en nuestra dieta, nuestros niveles de azúcar en sangre no dejan de subir y bajar. Los estudios sobre los efectos de estos picos repentinos de azúcar en el cerebro demuestran que desencadenan una actividad intensa en una región llamada núcleo accumbens, un área relacionada con la recompensa, el placer, la adicción y la «saliencia» (tu nivel de atracción hacia los estímulos que provocan estos efectos, como puedan ser las barritas de chocolate o los batidos). Cabe decir que es la misma área que se activa en personas adictas a drogas como la cocaína, la heroína y la nicotina. El consumo de alimentos tan azucarados tiene un efecto similar al de estas drogas en el cerebro. Algunos investigadores sostienen que la comida no se puede considerar adictiva en el mismo sentido que la cocaína porque necesitamos la comida para sobrevivir. Pero lo que yo digo es que no necesitamos los azúcares. Para mí está muy claro, el azúcar tiene propiedades adictivas.

SÍNTOMAS QUE PUEDEN INDICAR UN CONSUMO EXCESIVO DE AZÚCARES:

Necesidad de comer cada dos horas

Bajada del nivel de concentración a media mañana

Bajón a media tarde

Sensación de hambre – irritabilidad entre comidas

Sensación de debilidad o mareo

Fuerte subidón de energía o bajón después de comer

Necesidad de tomar cafeína y azúcar para «aguantar»

Necesidad de comer dulces o aperitivos entre comidas

Sensación de mareo si retrasas la comida

El consumo continuado de azúcares, tanto si son un ingrediente obvio de una bolsa de dulces como si están ocultos entre la lista de ingredientes de un pan ecológico de un supermercado, hace que nuestro nivel de azúcar en sangre suba y baje como una montaña rusa. Si empiezas el día con alimentos ricos en azúcares o que tu cuerpo transforma en azúcares (como el pan blanco o los cereales para el desayuno), tu nivel de azúcar sube y experimentas un subidón. Sin embargo, dos o tres horas después, se desploma. Y necesitas tomar azúcar otra vez. Mis pacientes me dicen: «Necesito comer cada pocas horas porque, si no lo hago, me siento débil». Eso es un síntoma, y me indica que seguramente están subiendo y bajando por esa montaña rusa. Si realmente los humanos fuéramos incapaces de subsistir unas pocas horas sin comer, hace mucho que nos habríamos extinguido. La solución no es seguir alimentando la montaña rusa, es bajarse de ella.

RIESGO DE DIABETES

Si no controlamos de forma adecuada la ingesta de azúcar, corremos el riesgo de dañar gravemente nuestra salud. Hasta es posible que acabemos desarrollando una diabetes tipo 2. Y debes saber que, para cuando te diagnostiquen la enfermedad, las cosas ya habrán estado torciéndose en tu organismo durante años. No es como una infección respiratoria, que o la tienes o no la tienes.

El diagnóstico no suele llegar hasta que sobrepasas cierto punto en la escala. Trataré de explicarlo de una manera sencilla. Una de las funciones más importantes del cuerpo es mantener el nivel de azúcar en sangre dentro de unos niveles estrictamente controlados. Cuando consumes azúcar o alimentos que se transforman rápidamente en azúcares, como el pan de un supermercado, tu cuerpo libera una pequeña dosis de una hormona llamada insulina para devolver esos niveles a la normalidad. El problema es que, si hemos estado abusando de este sistema durante mucho tiempo, el cuerpo desarrolla resistencia a esa pequeña dosis de insulina y cada vez necesita una cantidad mayor para obtener el mismo resultado. En cantidades altas, la insulina es tóxica. Tu cuerpo se está envenenando a sí mismo. Y cuando este envenenamiento llega a cierto nivel y ya no puedes controlar adecuadamente el azúcar en tu sangre, estás ante lo que llamamos «diabetes». Pero esto no es más que el final de un largo proceso que ha durado años.

DIABETES TIPO 2

Además del consumo excesivo de azúcares, hay muchos factores que contribuyen al desarrollo de la resistencia a la insulina y la diabetes tipo 2. Entre ellos están los siguientes:

- Consumo de alimentos altamente procesados
- Poca actividad física e índice de masa muscular bajo
- Falta de sueño
- Altos niveles de estrés
- Flora bacteriana alterada (ver página 86)
- Bajos niveles de vitamina D, normalmente por falta de exposición al sol
- Toxinas ambientales

Muchos pacientes tienen más de un factor en su lista, de ahí que sea tan importante plantearse la salud como se plantea en este libro, con un enfoque de 360°.

Si ya te han diagnosticado una diabetes tipo 2, hay ciertas consideraciones que debes tener en cuenta en tu dieta. Los diabéticos tienen una tolerancia relativamente baja a los carbohidratos, sobre todo los refinados. Por eso pido a los afectados que reduzcan la ingesta de carbohidratos refinados y procesados como el pan, la pasta y la bollería industrial, e incluso de los no refinados, como las patatas blancas, que también pueden hacer subir tu nivel de azúcar en sangre. Y les recomiendo reducir de forma temporal el consumo de verduras con almidón, como los boniatos, las chirivías y las zanahorias, mientras trato las causas subyacentes. Mi objetivo siempre es reintroducir estas verduras en la dieta más adelante debido a su impacto beneficioso en el microbioma intestinal, aunque esto no siempre es posible. También he constatado que los periodos de ayuno pueden ser muy útiles para reducir los niveles de insulina y azúcar.

Nota: Si tienes diabetes tipo 2 y te estás medicando, consulta a un profesional antes de introducir cambios significativos en tu dieta, como pueda ser un ayuno prolongado.

MÁS ALLÁ DE LA DIABETES

Muchos de nosotros, después de años de abusar del azúcar y la mala alimentación, sin saberlo hemos desarrollado resistencia a la insulina. En el Reino Unido, además de los 3,5 millones de personas que se cree que han sobrepasado el punto en que se les diagnosticaría diabetes, se estima que la increíble cifra de uno de cada tres adultos están en lo que se conoce como «prediabetes». Eso significa que hasta cierto punto ya son resistentes a la insulina. Se están envenenando, pero no se dan cuenta.

Pero el azúcar está haciendo mucho más que provocarnos una diabetes tipo 2. Como acabamos de ver, el azúcar aumenta nuestros niveles de insulina, y uno de los principales papeles de esta es gestionar las reservas de grasas. La insulina le dice a nuestro cuerpo que almacene la grasa, de modo que cuanta más insulina, más peso. Los niveles crónicos de insulina alta se han asociado a:

- Obesidad

- Niveles altos de lipoproteínas de muy baja densidad (VLDL, por sus siglas en inglés), una forma de colesterol particularmente dañina

- Presión sanguínea alta debido a una mayor retención de sal y líquidos

- Mayor riesgo de cáncer de mama

- En mujeres, niveles más altos de testosterona que se asocian con trastornos como los ovarios poliquísticos

Pero, por muy malo que pueda sonar, es importante que no demos un cambio demasiado brusco en la dirección contraria. Yo no me trago la hipótesis de que el azúcar es la única responsable de la proliferación de problemas de obesidad. Influye mucho, desde luego, pero la cosa no acaba ahí. La obesidad, y la manifestación crónica de una salud subóptima, tiene muchas causas, y ese es el motivo por el que este programa trata de buscar un equilibrio entre los diferentes factores que intervienen en la salud.

Para tener una buena salud no hace falta demonizar ningún elemento de nuestra dieta, ya sea la grasa, los carbohidratos o incluso el azúcar. Los humanos han comido miel desde hace cientos de miles de años. Pero eso sí, tiene que ser solo un premio ocasional, no la norma diaria.

DAR EL SALTO

Algunos de mis pacientes prefieren cortar por lo sano y eliminar por completo el azúcar durante catorce días. Esta puede ser una buena forma de reeducar las papilas gustativas con rapidez, pero con frecuencia lleva a síntomas de abstinencia como dolores de cabeza, irritabilidad e insomnio, sobre todo entre los días 3 y 6. Sin embargo, una vez transcurridos diez días, los pacientes suelen encontrar numerosas mejoras, como un mejor sueño, mejor estado de ánimo y más energía.

Quizá tú prefieras reducir la ingesta de azúcar de forma más gradual. También está bien. Debes ir a un ritmo que te resulte cómodo. Una buena forma de empezar es tomarte el té o el café sin..., es lo que yo hice. No importa por dónde empieces, reducir el consumo de azúcar será bueno para tu salud.

Sigas el camino que sigas, tendrás que acostumbrarte a leer la lista de ingredientes. El azúcar acecha allá donde menos esperas, y tiene muchas caras: glucosa, dextrosa, jarabe de glucosa, jarabe de glucosa-fructosa, azúcar de caña, melaza y sirope de arroz. Mientras estés reeducando tus papilas gustativas, también te recomiendo que evites las formas «naturales» de azúcar, como la miel y el jarabe de arce.

Trata de eliminar todo el azúcar que tengas en casa, el oculto y el visible. A todos nos chifla el azúcar. Así que ¿qué crees que pasará cuando llegues a casa superestresado después de un mal día en el trabajo? Si esa caja de galletas o chocolate está en el armario, ¿de verdad crees que tu fuerza de voluntad será suficiente? ¿Cada día, cada semana, cada mes? ¡Demonios, no! *Cederás.*

INCREMENTA TUS POSIBILIDADES DE ÉXITO

Sea cual sea tu forma de plantear la reducción de la ingesta de azúcar, las siguientes estrategias te ayudarán:

- **Limita tu actividad social las primeras dos semanas**; son los momentos más difíciles cuando tratas de eliminar o reducir la ingesta de azúcar. Salir con otra gente y tener que ver sus chocolates y sus helados puede suponer una importante tentación.

- **Procura tener tentempiés saludables en casa, en el trabajo e incluso en el coche**: zanahorias, humus, apio, mantequilla de cacahuete, una pieza de fruta o algunas aceitunas. Una de mis pacientes se llevaba huevos cocidos al trabajo, y cuando tenía ganas de picar se comía uno.

· **Evita los dulces artificiales;** tienes que reeducar tus papilas gustativas, y los dulces sabotearán tus esfuerzos al preservar tu sentido dañado de lo que es dulce.

· **Incluye proteínas en todas las comidas:** carne, pescado, huevos, frutos secos y/o semillas; las proteínas hacen que te sientas lleno más tiempo, y eso ayuda a evitar que sientas la necesidad de comer dulces.

· **Sé previsor…, acostúmbrate a llevar tentempiés de emergencia**; cuando viajo, siempre llevo conmigo una lata de salmón salvaje y frutos secos y semillas, que me ayudan a resistir la tentación cuando estoy fuera y me da hambre, rodeado de aromas deliciosos y paquetes tentadores.

Una vez hayas reiniciado tu relación con el azúcar, podrás empezar a consumirla deliberadamente.

Recupera el control sobre tus papilas gustativas y sincronízate con las señales que te envía tu cuerpo. Si quieres ese bollito pegajoso, disfrútalo, pero solo de vez en cuando…, más, no. Solo tienes que ser consciente de que estás comiendo algo dulce. No des por sentado que el pollo de la sección de refrigerados de tu supermercado o el pan integral son sanos; lee la etiqueta y asegúrate de lo que llevan.

COMIDA: REDUCE EL CONSUMO DE AZÚCAR • 79

ESTRATEGIAS PARA CUANDO NECESITES PICAR

Para esos momentos en que sientas la necesidad de picar algo, prueba una de estas cosas:

Toma dos vasos grandes de agua (a algunos les ayuda sobre todo el agua con gas)	✓
Respira hondo varias veces (respiración 3-4-5, por ejemplo, ver página 48)	✓
Distráete con una tarea compleja que requiera de toda tu atención	✓
Come una pieza de fruta	✓
Come un puñado de frutos secos	✓
Si realmente no puedes más, come una onza de chocolate negro al 90% (preferiblemente, el 100%)	✓

2. UNA NUEVA DEFINICIÓN DE «CINCO PIEZAS AL DÍA»

Ponte la meta de comer al menos cinco raciones de verduras al día, preferiblemente de diferentes colores.

El gobierno británico recomienda comer cinco piezas de fruta y verduras cada día. Y en este grupo incluyen los zumos de frutas o los batidos, lo cual es un disparate. Teniendo en cuenta lo que acabamos de descubrir sobre el azúcar y que la mayoría de zumos no son más que azúcar líquido, lo encuentro de lo más sicodélico.

Yo optaría más bien por una definición de cinco raciones diarias que incluya comer cinco tipos diferentes de verduras. Soy muy consciente del escepticismo que manifiestan muchas personas cuando hablo de esto. Consideran que este tipo de intervención es una forma blanda de medicina. Pero, de nuevo, esto tiene una base científica sólida. E influye en el funcionamiento de tu cuerpo con la misma contundencia con que lo haría una caja de pastillas de la farmacia.

El hecho de que me concentre en las verduras no significa que me oponga al consumo de fruta. Pero he podido comprobar que, en su intento por llegar a las cinco porciones requeridas de fruta y verduras, la mayoría de mis pacientes acaban recurriendo a frutas extradulces. Mis recomendaciones alimentarias están orientadas en parte a reeducar tu paladar. Y este enfoque te ayudará a lograrlo.

Pero ¿por qué lo de los diferentes colores? Una de las razones es que la variedad beneficia a los microorganismos que viven en nuestros intestinos y sus genes asociados, lo que se conoce colectivamente como microbioma. Hasta hace relativamente poco, los científicos no se habían fijado en esta zona, pero cada vez está más claro que no debemos subestimar la importancia de tener un microbioma sano para nuestra salud mental y física. Y tenemos muchos de estos bichitos a los que alimentar. Un estudio publicado en 2014 descubrió que los intestinos contienen entre 30 y 400 trillones de bacterias, mientras que el número real de células que tenemos en nuestro cuerpo varía entre 5 y 724 trillones. «Basándonos en estas aproximaciones —escriben los científicos—, el cuerpo humano podría tener casi la misma cantidad de células que de microbios o, si llevamos esto al extremo, las células no humanas podrían superar a las nuestras en una proporción de cien a uno.» Sin embargo, las cifras que resultan más impactantes son las del número de genes humanos que tenemos frente al de genes microbianos, ¡ya que en este caso nos superan por una proporción de entre cien y mil a uno!

DIVERSIDAD DEL MICROBIOMA

La increíble diversidad de nuestro microbioma podría significar que en algunos casos hay más células «no humanas» que humanas en nuestro cuerpo. Y si bien los investigadores no dejan de descubrir cosas sobre estos microorganismos cada día, sigue habiendo mucha incertidumbre sobre el tema, por ejemplo, sobre cómo tendría que ser un microbioma ideal. En un primer momento, los estudios se centraron en tratar de descubrir cuáles de estos microorganismos eran «buenos» y cuáles «malos» y por eso se los examinaba de forma individual. Pero con el tiempo comprendimos que este enfoque era muy simplista.

Lo que está claro es que el microbioma ideal tiene que ser diverso y con capacidad de adaptarse y compartir tareas. Estos bichitos han evolucionado con nosotros a lo largo de millones de años, viven de los alimentos que ingerimos y a cambio proporcionan una gran variedad de servicios a la maquinaria humana. Por ejemplo, una especie fabrica serotonina, que es la hormona vinculada al estado de ánimo. Otras fabrican vitaminas. Piensa en la comunidad de bacterias de tus intestinos como el personal de la fábrica de tu cuerpo: están ahí para producir lo que necesitas para vivir. El personal lo componen diferentes especialistas de diferentes secciones, y cada uno de ellos es un experto en su campo. Para tener una salud óptima, hemos de asegurarnos de que cada departamento cuenta con el personal adecuado. Pero también hemos de buscar el equilibrio en cada departamento..., a saber, que haya el número adecuado de cada bichito, y que en ningún equipo haya demasiados o demasiado pocos.

Ahí es donde está el problema. Con los años, las poblaciones de nuestra flora intestinal se han visto diezmadas por la vida industrial moderna, los aditivos alimentarios, los altos niveles de estrés, el abuso de los antibióticos y muchas otras cosas. Y sabemos esto por los estudios que se han realizado entre grupos de población que siguen viviendo de un modo similar al de hace miles de años. Si echamos una ojeada a sus intestinos, podemos hacernos una idea de lo que debieron de ser nuestros microbiomas en otro tiempo. Estudios realizados entre pueblos amerindios sugieren que los que vivimos en sociedades industrializadas hemos perdido al menos un tercio de nuestros organismos gastrointestinales. Un estudio reciente sobre los hadza, una tribu de cazadores-recolectores de Tanzania, sugiere que en la civilización occidental tenemos un microbioma intestinal un 50% menos diverso que el de ellos.

Dejando aparte las cifras, lo que está claro es que tenemos mucha menos diversidad de la que solíamos, y eso, seguramente es uno de los factores que favorecen el aumento de enfermedades crónicas y degenerativas. Si tenemos un microbioma tan mermado, eso también podría explicar por qué ya no toleramos ciertos alimentos. E influir de forma importante en el aumento de alergias e intolerancias que estamos viendo. Actualmente, el Reino Unido está entre los tres países del mundo con un porcentaje más alto de alergias. Los casos de fiebre del heno se han triplicado en los últimos veinte años, y los ingresos hospitalarios debidos a alergias han aumentado un 500%. Quizá el problema no es solo la comida o el polen, sino el hecho de que la composición de nuestro microbioma ha cambiado y con ello se ha reducido nuestra capacidad de tolerancia al entorno.

Siguiendo con nuestra metáfora, si un microbioma sano tiene al personal de cada departamento ocupado en sus diferentes funciones, el que no esté sano seguro que tendrá departamentos que han sido clausurados o en los que falta personal y por eso no pueden hacer su trabajo adecuadamente. El microbioma es un componente clave del sistema de defensa de nuestro organismo frente al mundo exterior. Los alimentos que tomamos y el efecto que tienen sobre los microorganismos de nuestro sistema digestivo están íntimamente ligados con la actividad de nuestro sistema inmunitario, más aún si tenemos en cuenta que buena parte del sistema inmunitario se localiza en la zona de los intestinos, dentro y alrededor de estos. Estoy convencido de que el hecho de que esta pieza clave de nuestro sistema defensivo se haya deteriorado al mismo tiempo que la calidad de los alimentos bajaba ha desembocado en una catástrofe que podría explicar estas cifras.

ALIMENTAR EL MICROBIOMA

Hay una forma muy simple de empezar a reparar nuestros microbiomas dañados. No dejamos de oír que las verduras son beneficiosas para la salud, aunque no nos suelen explicar el porqué. Bueno, esta es una de las principales razones: a los bichitos de nuestros intestinos les encanta la fibra de origen vegetal. Es lo que se conoce como fibra prebiótica. El brócoli es un buen ejemplo. Cuando la fibra del brócoli llega a tu intestino grueso, o colon, está en el lugar donde se aloja la mayor parte de tu microbioma. Las bacterias de tu intestino la digieren y crean varios subproductos, entre los que se encuentran los ácidos grasos de cadena corta (AGCC). Estos ácidos de cadena corta, incluyendo el más estudiado de ellos, el ácido butanoico, son antiinflamatorios. Eso significa que ayudan a reducir la inflamación, sobre cuyos efectos nocivos —como la enfermedad coronaria, la apoplejía y el Alzheimer— ya leímos en el pilar de la Relajación, cuando hablamos de la importancia de dedicarse un tiempo a uno mismo y comer en compañía. Esto no es más que una pequeña parte de la imagen global, y espero que sirva para ilustrar por qué limitarse a pensar en la dieta en términos de calorías, carbohidratos y grasas es tan simplista.

REFORZAR EL SISTEMA INMUNITARIO

Dado que en el cuerpo todo está interconectado, al alimentar nuestro microbioma estamos reforzando otras partes de él, como pueda ser el sistema inmunitario. La mayoría nos imaginamos el sistema inmunitario como algo que está ahí para protegernos de bacterias y virus ambientales y evitar resfriados. Y, si bien esto es cierto, el 70% de la actividad del sistema inmunitario se desarrolla en el entorno de los intestinos. Tiene sentido, desde luego, puesto que los intestinos son una de las interfaces más importantes entre el mundo exterior y nuestros cuerpos. De acuerdo con un estudio, en un solo día se producen más reacciones inmunitarias en los intestinos que en el resto del cuerpo durante toda la vida. Esto podría parecer increíble, si no es que piensas que todo lo que te metes en la boca son cuerpos extraños.

Las células especializadas que viven en el revestimiento intestinal y sus alrededores utilizan antenas microscópicas para probar la comida y comprobar todo lo que lo atraviesa. La información que reúnen, junto con otras señales, permite al sistema inmunitario decidir activamente si lo deja pasar o reacciona ante él. Cuando hay una reacción, en todas las respuestas se produce inflamación, y el abanico de síntomas puede ser enorme: sarpullidos, problemas de humor, dolor de articulaciones... Esto sucede porque el sistema se ha vuelto indisciplinado e hipersensible. Puedes imaginar tu sistema inmunitario como un ejército que está ahí para protegerte de invasores malvados. Si el país es un caos, el ejército está fuera de control, tiene reacciones desproporcionadas y ataca a todo y a todos; esto es la inflamación crónica. El consumo de ciertos alimentos puede desencadenar el envío de sustancias químicas, conocidas como citocinas, que actúan como mensajeras y hacen creer a nuestro sistema que está siendo atacado. Tomar una alimentación adecuada puede ayudarnos a recuperar el control del ejército. Ayudará a poner orden y disciplina, y eso hará más probable que solo ataque a enemigos reales y utilice la fuerza estrictamente necesaria.

¿Recuerdas que he mencionado lo bueno que era el brócoli para nuestro microbioma? También tiene un efecto beneficioso sobre tu sistema inmunitario. Antes de llegar al colon, que es donde viven las bacterias intestinales, pasa por el intestino delgado. En el intestino delgado tenemos una especie de cerradura que solo se abre con una llave muy concreta. Esta cerradura se conoce como receptor de aril hidrocarburos (AHC). Ciertas verduras, sobre todo las crucíferas, como la coliflor, el brócoli o la col, tienen la llave que abre la cerradura. Cuando esto sucede, nos vemos recompensados con la proliferación de lo que conocemos como linfocitos intraepiteliales. Y son fantásticos, porque disciplinan a tu sistema inmunitario. Lo relajan, alivian la inflamación y ayudan a asegurar que solo responde cuando es necesario.

Los microorganismos del intestino y el sistema inmunitario no son cosas que funcionen cada una por separado. Tienen una relación profunda, poderosa e histórica. Incluso hay una relación directa entre la composición de tu microbioma y las opciones que tomas en tu dieta. Sé que suena increíble, pero la flora que tienes en los intestinos puede alterar tu estado de ánimo, y esos cambios de humor con frecuencia determinarán si te comes una ensalada saludable o una pasta superdulce. Los diferentes alimentos que tomas también influyen en tu flora intestinal de tal forma que alteran los procesos de señalización del cuerpo, incluyendo el hambre que sientes. De este modo y de muchos otros, los trillones de bacterias que viven en tu interior dominan tu pensamiento e influyen en tus actos cada día. Da un poco de miedo, pero recuerda que funciona en los dos sentidos. Nosotros podemos controlar los microorganismos de nuestros intestinos y ayudarlos a trabajar para nosotros, con las opciones que seguimos en las comidas.

En un solo día se producen más reacciones inmunitarias en los intestinos que en el resto del cuerpo durante toda la vida.

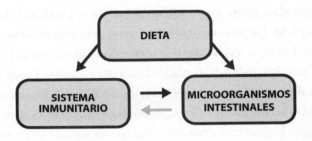

ALIMENTOS PARA TU FLORA INTESTINAL

Nuestros ancestros consumían entre 50 y 150 gramos de fibra compleja cada día. ¡Eso es 10 veces más de lo que la mayoría de gente consume hoy en día! Estas fibras complejas se conocen como carbohidratos accesibles a la microbiota o MAC (por sus siglas en inglés), porque son carbohidratos que alimentan a nuestra flora intestinal. Se encuentran en abundancia en las verduras, pero también en la fruta y las legumbres. No podemos utilizarlos directamente porque son difíciles de descomponer y digerir. ¡Pero nuestra flora intestinal sí puede hacerlo!

Un estudio reciente realizado por expertos de la Universidad de Stanford descubrió que las dietas occidentales son relativamente bajas en MAC y eso hace que no generemos tantos ácidos grasos de cadena corta (AGCC) como deberíamos. Como hemos visto, estos ácidos son importantes para que puedan producirse diferentes respuestas adecuadas en el organismo, entre ellas reducir la inflamación no deseada.

Cada vez que sientas que no puedes comer más verduras, piensa en los pequeños amigos que llevas en tu interior. ¡Si quieres alimentarte bien, tienes que dar a tu flora intestinal lo que necesita!

Aunque aún nos queda mucho por aprender sobre la flora intestinal, parece que hay una bacteria que entra casi con total seguridad dentro del estatus de «buena», la *Akkermansia muciniphila*. Numerosos estudios muestran que la presencia de esta bacteria se asocia a un mejor control del peso, la sensibilidad a la insulina y muchas otras cosas. Las personas obesas suelen tener una cantidad menor de *Akkermansia muciniphila* que las delgadas. Si no la tenemos en cantidad suficiente, el riesgo de que acabemos siendo obesos o diabéticos es mayor. Curiosamente, después de someterse a una operación de reducción de estómago, el nivel de *Akkermansia muciniphila* de la persona se eleva. Si bien es difícil vincular causa y efecto, está claro que hay una poderosa relación entre esta bacteria intestinal y la capacidad de mantener un peso saludable.

El intestino posee un revestimiento mucoso que lo protege y del que se alimenta la *Akkermansia muciniphila*, pero también se alimenta de:

- cebolla
- ajo
- porro
- alcachofa

- ñame
- agave
- banana
- coles de bruselas

- okra
- coliflor
- brócoli
- raíz de achicoria

La *Akkermansia muciniphila* adora estos alimentos e incrementará su número si se la alimenta adecuadamente. El ayuno también lleva a un aumento de *Akkermansia muciniphila*, que es el tema que abordaremos en la siguiente intervención.

COMERSE EL ARCOIRIS

Si introduces cambios en tu alimentación, a los dos o tres días tu microbioma empezará a cambiar también. Introducir cinco verduras diferentes en tu dieta cada día acelerará el proceso de optimización de tu microbioma. Y si quieres ampliar aún más estos beneficios, intenta que sean verduras de tantos colores como sea posible. Con esto favorecerás el crecimiento de más bacterias beneficiosas, además de conseguir la máxima diversidad posible en tu flora intestinal. Pero este no será el único beneficio.

Cuantos más colores comamos, mayor variedad conseguiremos de esos compuestos increíbles que conocemos como fitonutrientes. A muchas personas no les gusta comer verduras y hay muchas verduras a las que no les gusta que las coman. Para defenderse y evitar que las coman, las plantas generan diferentes compuestos llamados fitonutrientes. Cuando las consumimos, estas moléculas defensivas pueden tener un impacto notable en nuestra salud. Literalmente, las hay a miles, y apenas hemos empezado a conocer sus muchos beneficios. Las hay de muchos tipos diferentes, como los polifenoles de las aceitunas (ver recuadro de la página 89) o los glucosinolatos que encontramos en crucíferas como el brócoli, la coliflor, la col rizada, el nabo, la col de bruselas y la col. Lo que sí sabemos con seguridad es que los fitonutrientes ayudan a la salud coronaria, combaten las células cancerígenas, reducen la inflamación y revierten el envejecimiento cerebral.

Cada color contiene fitonutrientes distintos. Los vegetales rojos, como el tomate, contienen licopeno, que según algunos investigadores reduce el riesgo de padecer ciertos tipos de cáncer y enfermedad coronaria. Los de color naranja, como las zanahorias, contienen betacarotenos, con un efecto beneficioso sobre el sistema inmunitario y la vista. Los de color verde, como el brócoli, contienen clorofila, que al parecer ayuda a controlar la sensación de hambre. Los fitonutrientes contenidos en alimentos amargos como la col rizada nos ayudan a sentirnos saciados. Y la lista podría seguir. (Hasta se pueden encontrar polifenoles —un tipo de fitonutriente— en productos más apetecibles como el vino, el café y el chocolate de calidad..., ¡pero eso no es excusa para relajarse!).

POLIFENOLES

Los polifenoles son una clase especial de fitonutrientes. Hay muchos tipos diferentes de polifenoles, incluyendo los lignanos de las semillas de lino, los flavonoides que encontramos en el vino tinto y el chocolate negro, las catequinas del té y las antocianinas del brócoli o los frutos del bosque. Apenas hemos empezado a descubrir los muchos beneficios que pueden suponer para nuestra salud.

Por el momento, lo que sabemos es que los polifenoles tienen un poderoso efecto antioxidante. La oxidación es un proceso normal del organismo, y se produce como consecuencia de diferentes funciones fisiológicas. Si el equilibrio antioxidante se altera, el resultado en nuestro organismo podría compararse de forma un tanto simplista con la aparición de óxido en un coche. Los polifenoles ayudan a minimizar este proceso de oxidación y evitan que perjudique a nuestro cuerpo.

Otros beneficios que los polifenoles aportan a la salud incluyen:

Menor inflamación	Mejor control del azúcar en sangre
Envejecimiento más lento	Mejor salud cardiovascular
Presión arterial más baja	Microbioma más saludable
Mejor salud cerebral	Mejor función inmunitaria

Verduras

Una de las mejores formas de aumentar la cantidad de polifenoles de nuestra dieta es comer verduras de vivos colores ricas en fibra. Las mejores fuentes son las espinacas, el brócoli, las cebollas rojas, los espárragos, la lechuga roja, las chalotas, las zanahorias, las alcachofas y las aceitunas verdes y negras. Los polifenoles se encuentran en mayores concentraciones en la piel de la fruta y la verdura, de modo que piensa que si las pelas podrías estar eliminando una buena parte.

Frutos del bosque

Los frutos del bosque merecen una mención especial, ya que están cargaditos de polifenoles. De hecho, además de las cinco raciones de verduras diarias, yo recomiendo encarecidamente a mis pacientes que consuman también frutos del bosque por su alto contenido en polifenoles. Sus vivos colores también ayudan a que abarques el arcoiris.

Otras fuentes

Algunas de las mejores fuentes de polifenoles son el chocolate negro, el café y frutos secos como la pacana y las nueces. Los polifenoles que encontramos en el té verde y el negro pueden inhibir el crecimiento de muchas bacterias intestinales problemáticas. También puedes incrementar su consumo utilizando de forma generosa hierbas como el romero, el tomillo y la menta, y utilizando cantidades ingentes de aceite de oliva.

CÓMO ABARCAR MÁS COLORES

Utiliza la tabla multicolor de las páginas 92-93 para orientarte y aumentar el número de colores que consumes. Mi objetivo con esta intervención es ante todo animarte a comer cinco verduras diferentes cada día. Si consigues que además sean de cinco colores diferentes, mucho mejor. He incluido alimentos que no son verduras en la tabla, como arándanos, frutos secos, lentejas y arroz negro, por los reconocidos beneficios que suponen para la salud. Espero que estos alimentos adicionales te ayudarán a dar más color a tu dieta.

Aquí tienes algunos consejos prácticos para incrementar el consumo de verduras variadas:

- Imprímete la tabla desde drchatterjee.com y póntela en la puerta de la nevera. Ve tachando los colores que consumes cada día.

- Intenta implicar a amigos, familiares o compañeros de trabajo para no perder la motivación.

- Acostúmbrate a picar verduras; las zanahorias con humus, los pepinos con tahini o el apio con mantequilla de almendras son algunas opciones deliciosas.

- Los aguacates y las olivas son un tentempié rápido y sencillo y, aunque técnicamente son frutos, en los círculos culinarios se los trata como verduras. En mi opinión, son alimentos que puedes incluir en tu nueva visión de las «cinco porciones al día».

- Deja verduras apetecibles y coloridas en la encimera de tu cocina o en tu mesa para que las veas de forma habitual: luminosas zanahorias naranjas, rodajas de pimiento rojo y amarillo, aceitunas verdes.

- Añade dos verduras a cada comida, incluyendo el desayuno. Si por la mañana comes huevos, trata de acompañarlos con espinacas y aguacate.

- Un truco que utilizo con mis hijos es servirles primero las verduras. Y hasta que no se las terminan no saco el resto de la comida. ¡Esto también funciona con los adultos!

- Prepara una bandeja entera de coloridas verduras asadas con un chorrito de aceite de oliva; come una parte con la cena y deja lo que sobre en la nevera. Pueden servirte para preparar el desayuno del día siguiente.

TABLA DE COLORES PARA QUE LA RELLENES	VERDES		ROJOS
	Alcachofa Espárrago Aguacate Brotes de bambú Pimiento verde Col china Brócoli Coles de Bruselas Col Apio	Pepino Edamame Judías verdes Guisantes Rúcula Espinacas Lechuga Acelgas Col rizada Okra	Pimiento rojo Remolacha Cebollas rojas Col roja Rábano Ruibarbo Tomate Radicchio
LUNES			
MARTES			
MIÉRCOLES			
JUEVES			
VIERNES			
SÁBADO			
DOMINGO			

NARANJAS	AMARILLOS	PÚRPURAS	BLANCOS
Zanahorias	Maíz dulce	Aceitunas	Garbanzos
Pimiento naranja	Pimiento	Zanahoria	Coliflor
Calabaza	amarillo	morada	Setas
cacahuete	Jengibre	Boniato púrpura	Chalotas
Boniato	Calabacín	Col rizada	Semillas
Cúrcuma	Limones	Patata roja	Cebolla
		Arándanos	Ajo
		Col roja	Nabos
		Arroz negro	Hinojo
		Berenjena	Frutos secos
			Lentejas
			Chirivía

3. INTRODUCE MICROAYUNOS EN TU DÍA A DÍA

Acostúmbrate a tomar todas tus comidas en una ventana temporal de doce horas.

Los humanos hemos evolucionado pasando por periodos intermitentes de ayuno y hambrunas. Nuestros cuerpos están diseñados para aguantar sin comer durante cierto tiempo. Pero el mundo moderno, donde vivimos rodeados de tentaciones, ya sea la presión social, la publicidad o el simple hecho de que tenemos esa delicia a medio comer guardada en la nevera, nos empuja a sobresaturar nuestro organismo.

En el momento en que das a tu cuerpo un respiro de tanto atracarse, empiezan a pasar cosas increíbles. Se inicia una extraordinaria reacción en cadena muy beneficiosa para tu salud. Entre seis y ocho horas después de haber comido por última vez el hígado habrá consumido sus reservas internas de combustible, en la forma de glicógeno, y poco después el cuerpo empezará a quemar las grasas. Cuando llevemos unas doce horas sin comer se habrá iniciado un proceso llamado autofagia.

La autofagia es otra importantísima área de investigación sobre la que no me enseñaron nada en la escuela de medicina. Buena parte de lo que sé sobre el tema se lo debo al biólogo japonés Yoshinori Ohsumi, quien ganó el Nobel de Medicina por su trabajo sobre estos mecanismos. Imagínate que nunca te paras a limpiar tu casa. Dejas los platos sucios durante semanas, la ropa maloliente en el suelo, los juguetes de los niños tirados por todas partes, las cestas con la ropa para lavar rebosantes, los lavamanos salpicados de pasta de dientes. Eso es básicamente lo que sucede cada día con los subproductos que el cuerpo genera con su actividad. El término científico para esto es «daño oxidativo». En realidad, es un poco como el óxido que aparece en los coches. Este deterioro es una consecuencia inevitable de su actividad... y no tiene por qué ser un problema, siempre y cuando demos a nuestro cuerpo la posibilidad de hacer limpieza. Eso es lo que hace la autofagia. Imagínala como tu Cenicienta interna. Es tu cuerpo poniendo orden y entreteniéndose con la reparación celular, la reparación del sistema inmunitario y una hueste de otros proyectos esenciales de mantenimiento. Tomar los alimentos en una ventana temporal concreta —por ejemplo, en un lapso de doce horas— permite a tu cuerpo poner en práctica sus propias tareas de limpieza.

Dado que es un área nueva para la ciencia, disponemos de muy pocos estudios sobre la forma exacta y el porqué de que tomar los alimentos en una franja horaria limitada contribuya a nuestros procesos de reparación internos. Sin embargo, uno de los mecanismos más probables que se apuntan es que cuando pasamos varias horas sin comer, el hígado deja de liberar glucosa al torrente sanguíneo y en lugar de eso la utiliza para reparar el daño celular. Al mismo tiempo, el hígado es estimulado para que libere enzimas que fragmentan la grasa y el colesterol almacenados. Por tanto, durante nuestro periodo de ayuno, ¡el hígado está ayudando a reparar nuestros cuerpos y a quemar grasas!

Y estos no son en absoluto los únicos beneficios de restringir las horas de comida. Un increíble neurólogo estadounidense, el profesor Dale Bredesen, ha conseguido revertir la pérdida de memoria en pacientes en los primeros estadios de Alzheimer aplicando un enfoque más amplio que tiene como elemento esencial los ayunos regulares de doce horas. En el laboratorio del doctor Satchidananda Panda, un biólogo del Salk Institute for Biological Studies de San Diego, se están realizando investigaciones aún más prometedoras. El doctor Panda es un apasionado defensor de restringir el tiempo durante el que tomamos las comidas y considera que puede ser una estrategia altamente efectiva para la sanidad pública. Según él, se ha demostrado que el solo hecho de suprimir los alimentos no saludables y restringir el número de calorías no funciona; quizá ingerir los alimentos dentro de una ventana temporal limitada ayude.

Por si esto no fuera suficiente, los primeros estudios sobre el tema están demostrando que si se da a los animales la misma dieta exacta en diferentes lapsos temporales, los efectos metabólicos en su sistema son significativamente distintos: acumulan menos grasa y desarrollan una mayor masa muscular si se les alimenta en lapsos más cortos. Es apasionante. Ya se están haciendo pruebas con humanos.

Por el momento, estos son los beneficios conocidos del ayuno:

Niveles más bajos
de inflamación

Mayor control del azúcar
en sangre

· Función mitocondrial mejorada
(ver recuadro en la página
siguiente)

Función inmunitaria mejorada

Mejor desintoxicación:
restringir el lapso temporal en
el que comemos favorece la
eliminación de productos de
desecho

Mayor producción de
Akkermansia muciniphila
(ver página 87)

Señales de apetito mejoradas

Estos beneficios pueden potenciarse reduciendo aún más la ventana temporal de las comidas, pero yo recomiendo ayunos de doce horas porque, para algunos, los periodos más extensos pueden resultar traumáticos. La mayoría de pacientes que visito padecen de estrés crónico. Lo que necesitan es más tiempo para descansar y recuperarse, no más cosas que les estresen. Aunque tal vez no sea la opción óptima, doce horas es un tiempo manejable y suficiente para que la mayoría experimentemos beneficios reales.

¿Dónde tendrías que situar esas doce horas? Recientemente, he hecho un experimento y he dejado de comer después de las 7 de la tarde. Me resultó sorprendentemente fácil. Como pude constatar, comer más tarde solo era un hábito, igual que lo era sentir hambre más tarde, fomentado por el hecho de que en casa la comida siempre está disponible.

Cuando dejé de comer desde el atardecer me sentía más enérgico, dormía mejor y, en general, me sentía más ligero. Acabé por pensar en esa ansia de comer por las noches como una «boca inquieta». Y es como lo llamamos ahora en casa. ¿De verdad tengo hambre? ¿O solo es que tengo la boca inquieta?

MITOCONDRIAS

Las mitocondrias son las fábricas de energía de nuestro cuerpo. Cada célula contiene cientos de miles de ellas. Convierten en energía el combustible que llega en la forma de oxígeno y alimento. Si queremos tener una salud óptima, deberíamos mejorar la función mitocondrial tanto como sea posible.

La mayoría de mitocondrias se encuentran en órganos muy activos como el cerebro y el corazón, y en el tejido muscular. La función mitocondrial es vital para casi todos los procesos fisiológicos del organismo.

Una mala función mitocondrial puede resultar en:

- Bajo nivel de energía
- Dolor
- Envejecimiento prematuro
- Confusión mental
- Mala memoria

Cuando las mitocondrias fabrican energía, como subproducto de su actividad generan lo que se conoce como especies reactivas de oxígeno (ERO). Estas especies provocan la oxidación, que es un poco como la aparición de óxido en un coche. Para eliminar estas especies reactivas de oxígeno potencialmente dañinas, nuestros cuerpos deben producir suficientes antioxidantes a partir de las frutas y las verduras que tomamos en la dieta. Una cantidad pequeña de ERO es beneficiosa, pero si hay demasiadas se convierten en un problema.

Cuando las mitocondrias no tienen un funcionamiento óptimo, el aumento de las ERO se conoce como estrés oxidativo.

A corto y medio plazo, esto puede contribuir a la aparición de los síntomas mencionados arriba, como la fatiga o la mala memoria. A largo plazo, provoca inflamación crónica, que puede ser un importante factor de riesgo en diferentes enfermedades, entre ellas la obesidad, la diabetes tipo 2 y la apoplejía.

Llevar una dieta antiinflamatoria de alimentos naturales (ver «Utiliza alimentos no procesados», en la página 107) ayuda a proporcionar a las mitocondrias el combustible adecuado y los materiales necesarios para las reparaciones. Además, las paredes de las mitocondrias están hechas de grasa, de modo que es importante incluir fuentes saludables de grasas naturales en tu dieta, como los aguacates, el aceite de oliva y el pescado azul. También necesitan un combustible adecuado, que puede conseguirse con una dieta antiinflamatoria de productos integrales.

COLABORA CON TUS RITMOS CIRCADIANOS

Aunque en esta área la ciencia aún está en pañales, los estudios con humanos parecen indicar que programar la cena para una hora más temprana o incluso saltársela puede ser más beneficioso que saltarse el desayuno. Esto es así porque, por lo visto, ciertas funciones corporales se bloquean y no se realizan de manera adecuada por la noche. Si lo pensamos un poco, tiene su lógica, pero desde el punto de vista científico esto resulta, cuanto menos, sorprendente. ¿El cuerpo no es un poco como una máquina? O sea, o funciona o no funciona. ¿Por qué tendría que funcionar una parte de ella mejor en ciertos momentos del día?

Es emocionante pensar que buena parte de nuestra maquinaria biológica tiene sus propios ciclos diarios, no muy distintos a los que hacen que nos sintamos adormecidos o bien despiertos en diferentes momentos del día. Incluso si no estamos familiarizados con los aspectos técnicos del funcionamiento de los «ritmos circadianos» —cómo el cuerpo se llena de melatonina para que nos dé sueño o de cortisol para que estemos despiertos—, seguro que somos conscientes de sus efectos. Cada vez está más claro que nuestro organismo funciona siguiendo este tipo de ciclos rutinarios.

El año pasado viajé a una conferencia en San Diego y, en el avión entre Manchester y Heathrow, me encontré sentado junto a Andrew Louden, un profesor de biología animal de la Universidad de Manchester. Empezamos a hablar, pero antes de que me diera cuenta ya habíamos aterrizado. Los dos teníamos que esperar un tiempo antes de que saliera nuestro siguiente vuelo, y continuamos charlando mientras tomábamos un café. Mientras daba sorbos a mi café negro americano, mencioné que iba a asistir a una conferencia sobre los ciclos del sueño y empecé a hablarle sobre relojes corporales. «Bueno, sí, yo también estoy estudiando los relojes corporales —dijo con una risita—. Y no todo gira en torno al sueño. ¿Sabías que si coges un puñado de células renales humanas y las pones en un tubo de ensayo empiezan a funcionar siguiendo unos ritmos diarios?»

Me pareció extraordinario. Andrew me dijo que todas nuestras funciones corporales vienen determinadas por un ritmo circadiano. Y eso me hizo pensar si uno de los principales errores de muchos estudios sobre salud y nutrición no sería que no habían tenido esto en cuenta. Cuando empecé a buscar información, encontré algunos estudios recientes que sugerían que ciertos fármacos funcionaban mejor en determinados momentos del día. También hay genes que están más o menos activos en ciertos momentos. Incluso la composición del microbioma de nuestros intestinos cambia dependiendo de la hora. Lo curioso es que la medicina china tradicional ha hecho este tipo de observaciones durante miles de años. Hace mucho tiempo que creen que hay órganos que están más activos en determinados momentos del día.

Todo esto viene a explicar por qué es mejor que abras tu ventana temporal para comer más temprano. Los cazadores-recolectores solían concentrar sus tareas o bien temprano en la mañana o al atardecer. ¿Han conservado nuestros cuerpos esta programación ancestral y esa es una de las razones por las que, por ejemplo, la actividad de los genes es más elevada en esos periodos? Por el momento, no creo que podamos dar una respuesta exacta a esto, pero parece lógico. Si quieres saber mi opinión, no estamos hechos para comer justo antes de acostarnos. Hemos evolucionado para comer cuando hay luz del día. Sí, en Escandinavia, los investigadores han descubierto que en algunos casos, cuando la persona se prepara para dormir y se siente cansada, el páncreas deja de fabricar insulina. No podemos ignorar algo así. En la actualidad no planificamos nuestras comidas en sincronía con nuestros ritmos naturales. Limitar nuestras comidas a un periodo determinado nos ayudará a reajustarnos y le dará a nuestro cuerpo lo que espera y en el momento en que lo espera. Y eso lo convierte en el mejor combustible posible para nosotros.

SEIS CONSEJOS PARA AYUDAR EN LOS MICROAYUNOS

1. Elige un periodo de doce horas que encaje con la vida que llevas. Ten en cuenta que esa franja de doce horas abarca desde el momento en que empiezas tu primera comida hasta el momento en que terminas la última.

2. A tu cuerpo le gustan los ritmos, de modo que trata de ceñirte a los mismos horarios cada día, incluso los fines de semana. Es posible que puntualmente tengas que cambiar la ventana temporal; no hay ningún problema.

3. Fuera de esa ventana temporal, limítate a beber agua, té de hierbas o té negro y café. Ten cuidado con la cafeína, no queremos que te altere el sueño (ver página 207).

4. Trata de implicar a otros en casa, o incluso a compañeros de trabajo. Eso ayudará a que te sientas motivado e incrementará tus posibilidades de éxito.

5. No te desanimes si te saltas un día, o incluso dos. No importa. Cuando te sientas preparado, vuelve a intentarlo, a ver qué tal.

6. Cuando te sientas cómodo con las doce horas, podrías experimentar y probar con periodos más cortos en días diferentes. Si lo haces, fíjate en la forma en que te afecta el cambio y haz los ajustes necesarios.

4. BEBE MÁS AGUA

Hazte el propósito de tomar ocho vasos pequeños de agua al día (aproximadamente 1,2 litros).

¿Te sientes cansado? ¿Sufres regularmente de dolores de cabeza de baja intensidad y larga duración? Cuando un paciente preocupado acude a mi consulta con síntomas como estos, con frecuencia acabo descubriendo que el problema no es más que una ingesta insuficiente de agua.

La idea de que hay que beber unos ocho vasos de agua al día lleva muchos años circulando, pero lo curioso es que no hay una base científica que la avale. Eso no significa que no vaya a recomendarla. ¿Qué debo hacer como médico en activo? ¿Esperar a que los estudios académicos encuentren unas pruebas que podrían no llegar nunca? ¿O es mejor que haga una recomendación sensata basándome en lo que he visto que ayudaba a miles de pacientes? Prefiero ayudar a los pacientes ahora.

Esa es la diferencia principal entre investigadores y médicos. Los investigadores buscan evidencias, pero puede pasar mucho tiempo antes de que esas evidencias se traduzcan en algo tangible en la práctica de la medicina..., ¡dicen que unos treinta años! Además, algunos conceptos nunca llegan a examinarse adecuadamente. En ocasiones esto es así porque es difícil analizarlos, pero las más de las veces sucede porque no hay un imperativo económico detrás. Yo siempre recuerdo mi charla con el inspirador entrenador olímpico Charles Poliquin: «Si esperas las evidencias, podrías perderte tres olimpiadas». Y nunca he olvidado esa imagen.

¿CUÁNTA AGUA TENDRÍAMOS QUE BEBER?

En Estados Unidos hace años que recomiendan beber ocho vasos de unos 236 mililitros de agua al día. Eso suma alrededor de 1,9 litros. Parece mucho, y no estoy seguro de que necesitemos ingerir tantísima agua. En cambio, en el Reino Unido, los vasos son más pequeños. Si bebemos ocho vasos, estamos tomando alrededor de 1,2 litros de agua, cantidad que seguramente se acerca más al ideal.

Alrededor del 60% del cuerpo está compuesto por agua, y solo podemos sobrevivir unos pocos días sin ella. El agua nos ayuda a digerir la comida y a procesar sustancias como el alcohol. Si perdemos solo un 2% del peso corporal en líquidos, eso reduciría nuestra actividad física y mental en un 25%. He visto muchos males que desaparecían cuando la persona empezaba a beber más agua, incluyendo dolores de cabeza, bajos niveles de energía, sequedad en la piel y dolor de estómago. Hasta puede ayudar en casos de estreñimiento. Si por la tarde te sientes cansado y somnoliento, puede muy bien ser que estés un poco deshidratado. Yo mismo he pasado por esto en muchas ocasiones (mientras escribía este libro, por ejemplo).

NO BEBAS CALORÍAS

Como médico, me guío por el juramento hipocrático y, por tanto, uno de los principales criterios que sigo a la hora de recomendar un cambio a un paciente es: ¿cuánto daño puede hacerle? El único daño posible que podría hacerte beber agua es que quizá tendrás que hacer algún viaje más al lavabo. Nada más, pero incluso eso te ayudará a incrementar tu actividad diaria, cosa que marcaría definitivamente como un beneficio. Además, espero que si bebes más agua tomes menos bebidas azucaradas, como zumos y otros refrescos. El líquido se salta los mecanismos normales de saciedad del organismo y permite que consumamos mucha más energía y calorías de las que serían posibles con la comida. Por ejemplo, piensa en las naranjas. Un vaso de zumo de naranja puede llevar fácilmente seis o siete naranjas. Y no es tan raro beberse un vaso entero de un trago, mientras que no es fácil que te comas seis o siete naranjas de un tirón. Además, las naranjas enteras también contienen fibra, que ralentiza la liberación de los azúcares al organismo. Al exprimirlas, esa fibra desaparece.

Y no pienses que puedes salvar el problema limitándote a las bebidas dietéticas. Se ha encontrado una correlación entre las bebidas con cero calorías y desórdenes como la diabetes. Si bien la ciencia no puede afirmar con contundencia que beber estos productos provoque esos problemas, sigue siendo una causa muy probable. Hay varios mecanismos plausibles conocidos que explicarían por qué sucede esto. Una teoría sostiene que las bebidas dietéticas contienen sustancias que pueden afectar negativamente al microbioma intestinal. Y, como hemos visto, la salud de nuestro microbioma es crítica para nuestra buena salud. Mientras esperamos la explicación científica, yo abogaría por no arriesgarnos y dejaría también las bebidas dietéticas.

Tuve una paciente llamada Annabelle que llevaba años sufriendo dolores de cabeza y había probado diferentes tratamientos sin éxito. Los dolores de cabeza no seguían ningún patrón, y la situación le hacía sentirse muy desanimada. Cuando la conocí, me dio la impresión de que no bebía suficiente agua. Le pedí que intentara beber ocho vasos al día. Los dolores de cabeza desaparecieron en menos de una semana. Y, además, tenía más energía.

De nuevo, debo señalar que soy plenamente consciente de que ningún estudio dice que ocho vasos sean la cantidad adecuada. No puedo saber con exactitud cuál sería la cantidad que tú necesitas. Depende de muchas variables, incluyendo el tipo de trabajo que tienes, el tamaño físico de tu cuerpo o el clima del lugar donde vives. Pero, durante mis años de práctica, he constatado que ocho vasos suelen ir bien a la mayoría. Una cosa que nunca falla es mirar tu orina. Se trata de lograr un color amarillo claro.

A muchas personas —incluido mi suegro— les resulta imposible acercarse ni remotamente a esos ocho vasos diarios. Para las personas como él, he ideado una estrategia sencilla. Bebe dos vasos en cuanto te levantes por la mañana. Si prefieres que tenga sabor, añade un poquito de limón. Antes de desayunar ya te habrás bebido dos vasos. Otra estrategia sencilla es tomar un vaso treinta minutos antes de cada comida. Hay evidencias que indican que beber agua treinta minutos antes de comer reduce la cantidad de calorías que ingieres. Y si empiezas a sentir hambre a media mañana o media tarde, trata de beber un par de vasos de agua en vez de picar.

Si pones en práctica alguna de estas estrategias, antes de darte cuenta estarás en el buen camino.

BENEFICIOS QUE PUEDES NOTAR EN TU SALUD SI BEBES MÁS AGUA

Menos dolores de cabeza

Mayores niveles de energía

Mejor función intestinal

Piel más limpia

Menos dolores de estómago

Periodos más largos de concentración

Menor necesidad de comer dulces

CONSEJOS PARA AUMENTAR LA INGESTA DE AGUA

BEBER DOS VASOS DE AGUA CUANDO TE LEVANTAS	✓
SI TIENES HAMBRE A MEDIA MAÑANA O MEDIA TARDE, TRATA DE BEBER UN VASO DE AGUA EN VEZ DE PICAR	✓
CADA DOS HORAS, LEVÁNTATE DE TU MESA Y VE AL DISPENSADOR DE AGUA	✓
TOMA UN VASO DE AGUA TREINTA MINUTOS ANTES DE CADA COMIDA	✓
PON EL RELOJ TRES VECES AL DÍA PARA RECORDAR QUE TIENES QUE BEBER	✓
AÑADE RODAJAS DE LIMÓN O NARANJA PARA DARLE SABOR	✓
COMPRA UNA BOTELLA DE 600 ML. NUESTRO OBJETIVO ES 1,2 LITROS AL DÍA, ASÍ QUE TRATA DE BEBER UNA ANTES DE COMER Y OTRA PARA MEDIA TARDE	✓

5. UTILIZA ALIMENTOS NO PROCESADOS

Trata de evitar los productos que contengan más de cinco ingredientes.

No hay necesidad de andar contando calorías, o el tamaño de las raciones, las grasas, los carbohidratos, las rayas del peso, ni de hacer dietas ni nada por el estilo. La vida ya es bastante complicada. Sencillamente, concéntrate en evitar alimentos demasiado procesados. Lo más probable es que cualquier alimento que lleve más de cinco ingredientes esté altamente procesado. Al evitar estos alimentos, por defecto, no solo mejorarás tu salud; evitarás la enorme confusión que existe en torno a la dieta. Solo tienes que recordar el número mágico: cinco.

Nuestra imagen de la comida se ha vuelto demasiado reduccionista. Nos hemos dejado seducir por un poderoso culto a las dietas que trata de hacernos creer que cada una es La Dieta definitiva. Todos, incluido yo, hemos participado en el debate y tenemos nuestra propia opinión sobre lo que es bueno y lo que es malo. Durante años nos han dicho que la respuesta estaba en contar calorías, a pesar de que un saludable aguacate contiene más del doble de calorías que una lata de Coca-cola. ¿Tienen los dos el mismo efecto en el cuerpo? Por supuesto que no. (¡Y ahora ya sabemos cuál de los dos tiene más de cinco ingredientes!).

También nos han hecho creer que nuestros problemas alimentarios pueden solucionarse controlando un único elemento, ya sean las grasas o los carbohidratos. Creo que el problema no es solo que comemos demasiado; es que comemos los alimentos equivocados. Nuestro entorno culinario ha cambiado hasta tal punto que nos hace tomar cantidades ingentes de alimentos de mala calidad. Estoy convencido de que solo con fijarnos en la calidad de lo que comemos muchos de nuestros problemas desaparecerían, incluso la obesidad y la diabetes.

DIETAS BAJAS EN CARBOHIDRATOS

Sé que muchos estaréis pensando: «Vaya, pues yo he perdido mucho peso y estoy más sano gracias a una dieta baja en carbohidratos». No lo dudo. Evidentemente, existe un próspero movimiento de defensa de las dietas bajas en carbohidratos que se ha extendido por todo el mundo. En términos generales, estoy de acuerdo con muchas de las cosas que defienden, pero prefiero no utilizar el término «bajo en carbohidratos». Hemos estado demonizando injustamente las grasas durante casi cincuenta años y me preocupa que estemos cometiendo el mismo error con los carbohidratos. Además, considero que algunos de los defensores más acérrimos de estas dietas se concentran demasiado en la cantidad que consumimos. No creo que se trate solo de números. El verdadero problema está en la calidad.

La realidad es que la mayoría de carbohidratos que consumimos en el mundo occidental, como el pan, la pasta, los pasteles, etc., están refinados y ultraprocesados. Se han convertido en una tentación permanente: ya ni siquiera puede uno ir a comprarse un café sin pasar por la tortura de ver estas tentadoras delicias. El problema no está necesariamente en el hecho de que sean carbohidratos, sino en que son de mala calidad. Por ejemplo, en la zona azul de Okinawa, en el Japón, la gente toma una dieta rica en carbohidratos de buena calidad y se la conoce por su longevidad. El caso de los habitantes de Okinawa es una muestra clara y poderosa de que demonizar los carbohidratos como tales es una actitud errónea y simplista.

DIETAS BAJAS EN GRASAS

Los partidarios del movimiento de las dietas bajas en carbohidratos suelen ser muy críticos con los de las dietas bajas en grasas. Sostienen que este tipo de dietas no funcionó porque se las sustituyó por dietas ricas en carbohidratos. Y, sin embargo, son muchas las personas que dicen tener una mejor salud cuando siguen dietas bajas en grasas. En muchos casos, se da prioridad a los alimentos de origen «vegetal» y se consumen pocos productos de origen animal, o ninguno, como en el caso de las dietas veganas. He visto a muchos pacientes pasar de una dieta de alimentos altamente procesados a una dieta baja en grasas con alimentos de origen vegetal, y les va muy bien.

Así pues, ¿quién tiene razón? ¿Te sientes confundido? No lo estés. Lo que debes entender es que si aumenta la cantidad de alimentos de mala calidad en tu dieta, sea en la forma de grasas, carbohidratos o proteínas, tu salud se resentirá inevitablemente. Solo tienes que recordar que los alimentos muy procesados —lo que incluye la mayoría de los que llevan más de cinco ingredientes— pueden ser muy perjudiciales y causar una gran variedad de problemas de salud mediante una reacción en cadena, cosa que en última instancia afectará a todos los procesos de nuestro cuerpo.

(Nota: el objetivo de esta intervención es animarte a consumir más alimentos naturales no procesados. Eres libre, y de hecho te animo encarecidamente a que lo hagas, de cocinarte platos que contengan más de cinco ingredientes. La clave es evitar *productos* alimentarios que contengan más de cinco ingredientes.)

UN PAPEL ÚNICO PARA LAS DIETAS BAJAS EN CARBOHIDRATOS

Cuando comparamos la alimentación de diferentes grupos de población en el mundo, con frecuencia olvidamos otros factores importantes que desempeñan un papel clave en la salud: los niveles de actividad física, la calidad del sueño, los niveles de estrés y la cantidad de vitamina D que obtienen con la exposición diaria al sol. Todos estos factores tienen un papel importante a la hora de determinar no solo si estamos sanos, sino también el tipo de alimentación que necesitamos.

Los habitantes de Okinawa, a los que tan bien les va con su dieta rica en carbohidratos, también toman mucho el sol, duermen bien, practican deportes y tienen un poderoso sentido de comunidad, además de bajos niveles de estrés. Como seguro que sabrás a estas alturas, la buena salud no depende de un único factor, sino que es resultado de la combinación de muchos factores que te permiten alcanzar tu umbral personal de bienestar.

¿Es posible que en el moderno mundo occidental, donde hay tantas personas que vemos muy poco el sol (que nos ayuda a sintetizar vitamina D, además de muchas otras cosas), demasiado sedentarias, faltas de sueño y sobreestresadas y que, además, no dejamos de engullir grandes cantidades de carbohidratos procesados, una dieta baja en carbohidratos pueda tener este papel único y particular?

Quizá sea en este escenario donde estas dietas consigan un efecto más importante. En Okinawa tal vez puedan encontrar su umbral personal de otro modo.

SÍNDROME DEL INTESTINO PERMEABLE

En mi consulta cada vez veo veo con mayor frecuencia personas en un estado de mayor permeabilidad intestinal, lo que se conoce como «síndrome del intestino permeable». Pero, antes de explicar lo que es, debo hablar de algunas funciones clave del sistema digestivo. Cuando comemos, el alimento pasa por un largo tubo, el tracto digestivo. Este tracto está separado de nuestra sangre por una barrera. Se trata de una barrera muy fina pero muy bien protegida, formada por células muy apretadas llamadas células mucosas.

Cuando estas células mucosas están unidas de la forma correcta, forman una barrera protectora entre el mundo exterior y nuestro torrente sanguíneo. Para atravesar esta barrera, la comida debe ser digerida y fragmentada en partículas muy pequeñas. Solo entonces podrá atravesar la barrera de células fuertemente compactadas y penetrar en el torrente sanguíneo. Pero ahí encontrará otro frente protector esperándola. Al otro lado de la barrera está el sistema inmunitario. Uno de los papeles del sistema inmunitario es comprobar los alimentos y reaccionar en consecuencia.

Si tomas los alimentos adecuados, el sistema funcionará bien y seguramente gozarás de un excelente nivel de protección. Cuando consumes alimentos de baja calidad, las apretadas células mucosas que componen la barrera se espacian más y aparecen poros en el intestino. Esto significa que habrá fragmentos de comida que atravesarán la mucosa que forma esa barrera y obligarán al sistema inmunitario a reaccionar y acabarán saturándolo. Esto te hace vulnerable a la mala salud.

Imagina que pasas por un control de seguridad en un aeropuerto. Si pasas por el sensor y no se activa, coges tus cosas en el otro lado y sigues tu camino. Pero si hay algo en tu equipaje de mano que levanta las sospechas del sistema, suena una alarma. Y tendrás que esperar mientras alguien registra tu equipaje. Seguramente será estresante, frustrante. Tu nivel de cortisol se elevará. Tu corazón latirá con fuerza. Hasta puede que pierdas tu vuelo. Al final te dejarán pasar, pero habrás pagado un precio. Esto es un poco como el proceso que se desencadena cuando tomamos alimentos muy procesados. En el cuerpo se disparan las señales de alarma. Las magdalenas o las hamburguesas se digieren, pero hay un precio que pagar.

LPS: LA AMENAZA

El síndrome del intestino permeable puede llevar a todo tipo de problemas, incluyendo hinchazón y acidez, además de otros problemas a más largo plazo, como el dolor de articulaciones, problemas de piel como el eczema, obesidad e incluso la depresión. Es más, si tienes el síndrome del intestino permeable, unas partículas especialmente nocivas llamadas lipopolisacáridos (LPS) podrían colarse en tu sistema. Los LPS se encuentran de forma natural en las paredes de algunas bacterias del intes-

tino, pero no deberían estar en nuestra sangre. En realidad, son muy tó-
xicos. Si le inyectas LPS a alguien en la sangre, su presión sanguínea se
desplomará y entrará en coma.

Si los LPS atraviesan la barrera intestinal los efectos no son tan dra-
máticos. Sin embargo, a largo plazo pueden ser muy graves. Los LPS disparan las alarmas en tu sistema inmunitario, que responderá enviando
citocinas inflamatorias por todo el cuerpo. Esto hace que los sistemas de
seguridad de tu organismo estén en estado de emergencia. Consume
unos recursos energéticos vitales e incrementa el riesgo de que tengas
problemas de salud.

Una inflamación continuada y no tratada puede ser un problema. En
el aeropuerto, las sirenas no dejarían de sonar, pararían a todo el mundo
para registrarlo y los vuelos saldrían vacíos o se cancelarían. Sería un
caos. En sus intentos por protegerte, el sistema entero se descontrolaría.
Esto explicaría por qué la presencia de LPS en sangre se ha asociado a
una amplia variedad de problemas de salud, que van desde el dolor de
articulaciones hasta la diabetes tipo 2, además de enfermedades autoinmunes como la artritis reumatoide y problemas neurodegenerativos
como el Alzheimer. Muchos de ellos tienen como común denominador la
inflamación.

INFLAMACIÓN

La inflamación es una de las formas que tiene nuestro cuerpo de defenderse y repararse a sí mismo.

Si te tuerces un tobillo, se calienta, se hincha y se pone rojo. Estás
ante una inflamación aguda, cuya misión es ayudar a esa zona a curarse.
Más adelante, cuando el cuerpo haya terminado su labor curativa, la inflamación desaparecerá. Y se acabó.

La inflamación está diseñada para ser un proceso de corta duración
destinado a protegernos. Cuando se prolonga y no se produce ninguna
mejora se convierte en un problema. Eso es lo que nos está pasando a
muchos como resultado de nuestro estilo de vida moderno: nuestros
cuerpos creen que están siempre bajo ataque. Nuestros estilos de vida

envían al cuerpo señales de estrés que activan nuestros mecanismos de defensa.

Esta es una de las principales razones de que en nuestra sociedad la enfermedad sea algo tan generalizado. La inflamación crónica está detrás de muchas enfermedades degenerativas modernas.

Un brillante estudio de 2013 realizado en Australia analizaba la relación entre la inflamación crónica y el estrés. Los autores revisaron una ingente cantidad de datos que indagaban en la forma en que problemas relacionados con el estilo de vida como el estrés, la falta de sueño, la falta de actividad física, la mala alimentación, la permeabilidad intestinal o el tabaco podían llevar a una inflamación que, a su vez, podía incrementar el riesgo de depresión. La conclusión fue la siguiente: «la mayoría de estos factores son maleables y susceptibles de responder a intervenciones terapéuticas y preventivas». En otras palabras, por lo visto, al introducir los cambios que propongo en nuestro estilo de vida para reducir la inflamación, en muchos casos también estaremos tratando la depresión y otros problemas de salud relacionados con la inflamación.

Los principios básicos son los mismos que los descritos en *El Plan de los Cuatro Pilares*:

- Limitar la ingesta de alimentos procesados y seguir una dieta antiinflamatoria (ver página 114)

- Ingerir más fibra de origen vegetal para favorecer la presencia de un microbioma sano y diverso

- Priorizar un sueño regular y estable

- Reducir y controlar el estrés, tanto físico como emocional

- Incrementar la actividad física

LA DIETA ANTIINFLAMATORIA

El hecho de conocer los aspectos más estrictamente técnicos de los procesos de inflamación y permeabilidad intestinal me ha llevado a adoptar una perspectiva que considero totalmente novedosa sobre la salud y la nutrición. Estoy convencido de que la idea de una dieta antiinflamatoria tiene potencial revolucionario. Como ya sabemos, la inflamación crónica es uno de los principales responsables de la proliferación de enfermedades relacionadas con el estilo de vida. Creo que son las grasas defectuosas (como los aceites vegetales, que pueden degradarse cuando se calientan a altas temperaturas), unidas a los carbohidratos altamente refinados de nuestra alimentación moderna, las que desencadenan en su mayor parte esta inflamación a través del sistema inmunitario. Al asegurarte de que no consumes ningún producto alimentario que contenga más de cinco ingredientes, sin saberlo, seguramente estarás siguiendo una dieta antiinflamatoria.

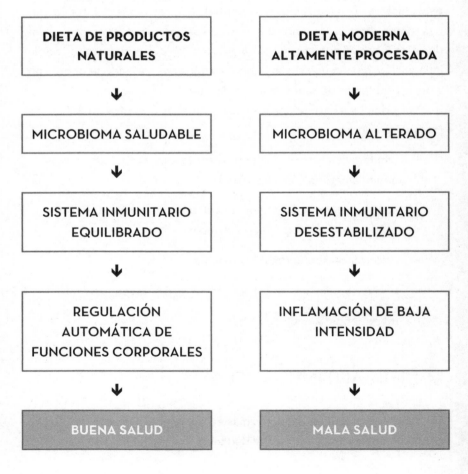

LEPTINA

Y los beneficios no acaban ahí. Otro problema importantísimo que me asombra que no sea más conocido es que, en el mundo occidental, cada vez desarrollamos una mayor resistencia a la hormona leptina. La leptina es lo que hace que nos sintamos llenos después de comer. Se la conoce como la hormona de la saciedad.

La leptina envía señales al cerebro para indicar que tenemos suficiente grasa corporal a través de las células grasas, que la liberan en proporción a su número. Cuantas más células grasas tenemos, más leptina producimos. Si los niveles de leptina son altos, el cerebro reduce la sensación de apetito y puede también activar los procesos que consumen un mayor número de calorías. Si los niveles son bajos, sucede lo contrario.

Se trata de un mecanismo ancestral que, si funciona adecuadamente, mantiene el peso de nuestro cuerpo dentro de unos límites. Sin embargo, al igual que muchos de nuestros mecanismos biológicos innatos, se desarrolló en un entorno muy distinto al de las comidas altamente procesadas de la actualidad. Y es en este nuevo escenario donde han empezado sus problemas de funcionamiento.

Las personas con problemas de obesidad tienen niveles elevados de leptina en sangre. *Deberían* tener poco apetito, puesto que su cerebro *debería* ser consciente de que el cuerpo ya tiene suficientes grasas. El problema es que la leptina ya no es efectiva. El sistema de estas personas ya no puede oír sus señales. Han desarrollado resistencia a la leptina y, por tanto, son más propensas a comer en exceso.

Se están realizando estudios sobre los mecanismos exactos que subyacen al desarrollo de la resistencia a la leptina, pero se cree que el abuso de las comidas procesadas y el consiguiente efecto inflamatorio son una de las causas principales. Como acabamos de ver, los alimentos altamente procesados provocan síndrome de permeabilidad intestinal, que hace que el sistema inmunitario se ponga en alerta. Cuando esto sucede, se libera una proteína que puede interferir con el funcionamiento de la leptina, la proteína supresora de la señalización de citocinas

(SOCS-3). El resultado es un poco saludable aumento de peso, y todos los problemas que eso conlleva.

Nuestro apetito es controlado por complejos mecanismos biológicos de nuestro cerebro, y la leptina desempeña un papel clave. La resistencia a la leptina está llevando a nuestra incapacidad colectiva de controlar las calorías que ingerimos. Si las señales de las leptinas no funcionan adecuadamente, ¿tan raro es que como especie tengamos tantos problemas? La solución que se ha dado estos últimos treinta o cuarenta años, y que se ha demostrado claramente que no funciona, ha sido controlar lo que comíamos y contar calorías.

A estas alturas ya sabes que yo no lo recomiendo. No es que las calorías no importen, pero intentar controlarlas cuando hay una resistencia a la leptina (y un entorno alimentario inadecuado durante las 24 horas los 7 días de la semana) es muy difícil. En los más de dieciséis años que llevo ejerciendo como médico, *nunca* he visto que sea un enfoque útil. Yo prefiero reiniciar el sistema completo y dejar que sea el cuerpo el que controle las calorías de forma instintiva.

(Evidentemente, si contar calorías te funciona, no tengo ningún interés en cambiar eso..., ¡por favor, continúa!)

CARBOHIDRATOS ANTIINFLAMATORIOS

Como he dicho, no me gusta demonizar ningún macronutriente, ya sean las grasas, los carbohidratos, los azúcares o lo que sea. La comida es mucho más compleja que sus componentes aislados. En la naturaleza hay muy pocos alimentos formados por un único macronutriente; la mayoría contienen diferentes combinaciones. Los huevos contienen grasas, proteínas y carbohidratos. Incluso verduras como la col rizada y el brócoli contienen carbohidratos además de proteínas. De modo que ¿cómo vas a eliminar un único macronutriente de tu dieta? Es imposible.

Yo prefiero concentrarme en el valor global de la comida. Y eso incluye los carbohidratos. En su influyente estudio de 2012, el doctor Ian Spreadbury separó los carbohidratos en dos grupos muy amplios:

los celulares, que son carbohidratos de baja densidad, y los acelulares, de alta densidad. Los carbohidratos acelulares de alta densidad son los que encontramos con mayor frecuencia en los alimentos procesados modernos. Suelen estar refinados y procesados, y a menudo derivan del grano. Su estructura se ha alterado. Algunos ejemplos serían las patatas chips, las tortitas de arroz, el pan de harina de trigo o las patatas de bolsa. El doctor Spreadbury argumenta que, al ser de alta densidad, provocan inflamación porque dañan el intestino y su microbioma, mientras que los carbohidratos celulares que hemos consumido durante milenios, como los de los boniatos, las zanahorias y los nabos, tienen un efecto beneficioso sobre el intestino. Además, no están procesados, lo que significa que conservan su estructura intacta. El contenido en carbohidratos que llevan en su interior está bien envuelto, empaquetado y guardado en su revestimiento natural de fibra. Y eso quiere decir que la energía que contienen se liberará de una forma mucho más lenta.

La densidad de los carbohidratos parece una buena forma de diferenciar entre los carbohidratos ancestrales de la comida auténtica y los modernos carbohidratos acelulares altamente procesados. Spreadbury argumenta que los carbohidratos celulares ancestrales que encontramos en alimentos naturales no alteran el microbioma intestinal ni provocan síndrome del intestino permeable y, por tanto, no desencadenan inflamación crónica.

Tengo pacientes a los que les va muy bien con una cantidad moderada de carbohidratos en su dieta. Pierden peso y disfrutan de todos los beneficios que puede aportar a la salud cualquier otro régimen de comida sana. Sin embargo, es porque consumen mayoritariamente saludables carbohidratos celulares, como los habitantes de Okinawa, a quienes mencioné antes.

GRASAS ANTIINFLAMATORIAS

Lo mismo puede aplicarse a las grasas. Las grasas contenidas en alimentos altamente procesados tienden a favorecer la inflamación. Se las podría considerar grasas dañadas, e incluyen grasas parcialmente hidrogenadas como los aceites vegetales calentados a altas temperaturas y las grasas transgénicas.

La experiencia que me han dado mis años de práctica, unida a la investigación científica y la información que me aportan mis pacientes, me han ayudado a tener una idea muy clara. Si evitas los carbohidratos altamente refinados y las grasas procesadas y consumes en abundancia los polifenoles y los antioxidantes que encontramos en las verduras de vivos colores, no hay necesidad de que te preocupes por las grasas que tomas. Si sigues una dieta libre de productos procesados, puedes consumir saludables grasas naturales (incluyendo algunas saturadas) sin problema.

Cada vez son más las personas que descubren que, cuando cambias a una dieta con alimentos mínimamente procesados, el peso, el apetito y la salud en general se cuidan por sí mismos. Cambia conscientemente tu dieta e inconscientemente estarás cambiando tu salud.

Pongamos como ejemplo a una de mis pacientes, Semera. Semera llevaba años peleándose con su peso, y había probado todas las dietas habidas y por haber. No solo tenía sobrepeso, también experimentaba cambios bruscos de humor y se sentía cansada, deprimida y desmotivada. Le dije que comiera cuanto quisiera, tantas veces como quisiera al día. La única norma era que solo podía tomar alimentos que no estuvieran demasiado procesados.

Yo quería que Semera evitara los alimentos precocinados, los cereales de desayuno, el pan y los productos horneados y la bollería industrial. Todos ellos están hechos con carbohidratos acelulares. Suelen ser ricos en energía y bajos en fibra y carecen por completo de polifenoles y antioxidantes saludables. En pocas palabras, son sucedáneos de mala calidad.

Semera ya había tenido sus problemas en la cocina. No le gustaba cocinar. Todo lo que tenía que ver con la comida le estresaba. Para echarle un cable, le enseñé algunos platos sencillos y saludables que podía preparar a partir de elementos reales y tangibles: carne, pescado, huevos, frutos secos, semillas, fruta, montones de verduras, algunos arroces integrales y una gran cantidad de deliciosas hierbas y especias.

A los pocos días empezó a notar los cambios. Una semana después se sentía con más energía, estaba de mejor humor y no tenía tanta ansia por picar. Un mes después había perdido más de seis kilos. Me dijo: «Doctor, no sabía que podía ser tan fácil». Han pasado dos años y está mejor que nunca. Es el poder oculto de la comida de verdad. He podido constatar por mí mismo que esta única intervención salvaba miles de vidas. Y no solo influye en el peso, también en los problemas de piel, los dolores de cabeza, el insomnio..., la lista es interminable.

UN TRUCO PARA EL MUNDO MODERNO

No importa lo fielmente que sigas mis consejos para seguir una dieta «mínimamente procesada», habrá momentos en que te sientas tentado de comprar comida basura. Estás muy ocupado. Trabajas hasta tarde. Conozco muy bien la tentación. Si sucumbes o, simplemente, si en algún momento decides saltarte las normas, tengo una estrategia en dos pasos que te ayudará a recuperarte enseguida.

En primer lugar, *no te sientas culpable*. Todo lo que nos metemos en la boca es por decisión nuestra. Cuando empezamos a asignar emociones y a culpabilizar a aquello que comemos, estamos siguiendo un camino peligroso. Acéptalo como una desviación puntual, disfrútalo y, si así lo decides, trata de tomar una opción mejor al día siguiente.

En segundo lugar, *trata de minimizar los daños cuanto antes*. Sabemos que a las pocas horas de haber ingerido alimentos altamente procesados, como las hamburguesas o las patatas fritas, tenemos niveles más elevados de LPS e inflamación en nuestro torrente sanguíneo. Y no es cosa de broma. Literalmente, lo que hemos comido está teniendo un efecto negativo sobre importantes marcadores de nuestra sangre. Sin embargo, puedes reducir drásticamente (aunque no eliminar del todo) la respuesta inflamatoria posterior incrementando la ingesta de polifenoles. Por eso soy tan entusiasta cuando hablo de la intervención de las «cinco piezas al día» que comenté antes. La cuestión es que si comes brócoli con tu hamburguesa puedes minimizar sus efectos negativos. No te estoy animando a que consumas comida basura procesada, ¡pero tampoco espero la perfección!

SOBREALIMENTADOS PERO DESNUTRIDOS

Por supuesto, los beneficios de tomar alimentos de los de verdad no se limitan a sus propiedades antiinflamatorias. Otro de los enormes problemas de los alimentos altamente procesados es que están saturados de energía y son pobres en nutrientes. Probablemente esto explica en parte por qué, aunque las tasas de obesidad están aumentando, cada vez tenemos un mayor déficit de nutrientes. Como sociedad, estamos sobrealimentados pero desnutridos. Consumimos cantidades ingentes de energía y, sin embargo, por dentro nuestras células se mueren de hambre. La buena noticia es que la comida de verdad contiene muchos más nutrientes que la que nos venden muchas de las empresas sobre las que hemos dejado la responsabilidad de nuestra salud colectiva. Si seguimos una dieta natural, nos estaremos asegurando de que las calorías que ingerimos estén cargadas de nutrientes.

Uno de los rasgos más destacables de los alimentos procesados es la velocidad a la que la cantidad relativamente escasa de nutrientes que contienen se absorbe en nuestro organismo. Mientras que el camino que recorre el brócoli puede seguirse mientras desciende por el tracto digestivo, dispensando diferentes beneficios para nuestra salud a su paso, alimentando a nuestra flora intestinal y aliviando la inflamación (ver página 112), la mayoría de alimentos procesados se digieren con rapidez en los primeros centímetros del intestino delgado.

En parte, esto sucede porque la mayoría de estos alimentos se han modificado mecánicamente. Pongamos un ejemplo sencillo: el pan. En el pasado, el pan solo contenía tres ingredientes: harina, agua y sal. Ahora es imposible encontrar un pan que contenga menos de cinco en el super-mercado, ni siquiera el integral. El pan blanco es uno de los peores. Lo creas o no, ¡esa cosa provoca subidas más importantes del azúcar en sangre que el azúcar de mesa! Incluso el pan integral dispara nuestro nivel de azúcar en sangre más deprisa que, por ejemplo, una barrita de Snickers. Como si esto no fuera ya bastante malo, pocas horas después, nuestro nivel de azúcar en sangre cae en picado. Cuando esto pasa, no es solo que sintamos un hambre voraz, la caída del nivel de azúcar actúa como señal de alarma y le hace creer a nuestro organismo que nos morimos de hambre. Los niveles de adrenalina y cortisol, las hormonas del estrés, se disparan.

Estamos asustando y colapsando a nuestros sistemas en respuesta a lo que comemos. Lo que elegimos para el desayuno pone a nuestro cuerpo en modo lucha o huye. He visto a muchos pacientes con aparentes problemas de salud mental y que en realidad solo están reaccionando a unos niveles cambiantes de azúcar en sangre. Si consigo que dejen de consumir alimentos procesados a menudo puedo estabilizar sus estados de ánimo. Evidentemente, no estoy diciendo que los problemas sicológicos siempre estén causados por la dieta. Lo que digo es que lo que comemos puede ser un factor determinante. Desde luego, he visto casos en los que el solo hecho de estabilizar los niveles de azúcar a través de la dieta ha llevado a un cambio radical. A una mujer le habían diagnosticado depresión crónica y acudió a mi consulta para que le hiciera un seguimiento... Yo le receté una dieta con alimentos no procesados que estabilizó sus niveles de azúcar, y en unas semanas su supuesto problema sicológico se había solucionado del todo.

Simplemente, se concentró en tomar alimentos de verdad. No hay truco. Ningún secreto celosamente guardado.

¿Sorprendido? Tendrías que estarlo. ¿Furioso? Tendrías que estarlo. Mira cómo describen los científicos que publican en la revista *Public Health Nutrition* buena parte de lo que comemos hoy en día:

Los alimentos y las bebidas ultraprocesados no son alimentos modificados, se trata básicamente de formulaciones creadas a partir de fuentes industriales y baratas de energía y nutrientes, a las que se suman aditivos mediante una serie de procesos (de ahí la palabra «ultraprocesados»). En conjunto, son ricos en energía, ricos en grasas no saludables, almidones refinados, azúcares libres y sal, y una fuente muy pobre de proteínas, fibra alimentaria y micronutrientes.

Vivimos en una sociedad en la que estas imitaciones de alimentos, como las barritas de chocolate, son más baratas que una manzana. ¿Cómo hemos llegado a esto? ¿Tan raro es que tengamos tantos problemas para controlar nuestra salud?

Al eliminar los alimentos procesados de nuestra dieta y ceñirnos a la norma básica de los cinco ingredientes, podemos evitar muchos de estos problemas. Por eso pienso que apuntarse al culto a determinadas dietas no es la solución. La clave está en la comida de verdad.

PERO ¿QUÉ ES «COMIDA DE VERDAD»?

- Comida de verdad es lo opuesto a los modernos alimentos ultraprocesados. Es un término que utilizamos para describir lo que los humanos han comido tradicionalmente durante milenios.

- Está mínimamente procesada, en un estado muy próximo al natural, y se reconoce enseguida: carne que parece carne, pescado que parece pescado, verduras que parecen verduras, etc.

- En contraste, la mayoría de comidas procesadas suelen estar muy refinadas, están en una forma muy distinta a la que tendrían en la naturaleza, y suelen contener una combinación tóxica de azúcares, carbohidratos refinados y grasas dañadas cuya estructura se ha alterado de alguna manera durante el proceso, como por ejemplo, cuando se calientan a altas temperaturas.

- La comida de verdad reduce la inflamación, alimenta un microbioma saludable y ayuda a educar a nuestro sistema inmunitario.

14 CONSEJOS PARA DEPROCESAR TU DIETA Y TOMAR MÁS COMIDA DE VERDAD

1. Empieza el día con una comida que contenga proteína y algunas grasas naturales y sanas. Esto te ayudará a sentirte lleno más tiempo, a estabilizar tu nivel de azúcar en sangre y a evitar el bajón de media mañana.

2. Lleva siempre un paquete de emergencia para picar. Puedes tenerlo en la mochila, en el coche o incluso en la oficina. El mío incluye una lata de salmón salvaje, almendras y mantequilla de cacahuete.

3. Prepárate una agenda con las comidas. A muchas personas les ayuda planificar las comidas de la semana con antelación, y así pueden planificar también la compra.

4. Elimina los productos altamente procesados de tu casa; si no están ahí, es menos probable que los comas.

5. Hay comida sana en todos los supermercados. Averigua dónde está y compra solo en esas secciones.

6. Piensa cinco comidas sencillas que puedas preparar en quince minutos o menos. Se convertirán en tus principales puntales.

7. Ten siempre verduras congeladas en casa. Se pueden cocer deprisa y son un tentempié saludable y sencillo (sobre todo con aceite de oliva o coco), o pueden tomarse como parte de una comida.

8. Ten siempre cebolla y ajo troceados en el congelador.

9. Asegúrate de tener siempre una fuente saludable de proteínas en casa, como el pescado o los huevos. Las proteínas son el macronutriente que te hace sentirte más lleno. Se tarda muy poco en cocer un huevo o saltear un filete de salmón.

10. ¿Por qué no abrirte una cuenta en un supermercado *online*? Una vez empieces a comprar alimentos sanos, sus algoritmos de mercado te propondrán otros productos similares que quizá no habías considerado. Utiliza la tecnología para orientarte.

11. Las hierbas y las especias son tus amigas; utilízalas generosamente, ya que son una buena forma de añadir nuevos y emocionantes sabores a tus comidas. Muchas, como la cúrcuma, el jengibre y la pimienta negra, tienen poderosos beneficios para la salud.

12. Convierte tu cocina en una zona atractiva. Que te guste estar ahí. Yo intento tener la mía inmaculada y hace poco compré un estéreo para poder escuchar mi música favorita mientras cocino. Esto me ayuda a relajarme, a desconectar y a disfrutar cocinando.

13. Reserva sitio en los armarios para los imprescindibles (frutos secos, sardinas, fruta, verduras, humus, mantequilla de cacahuete, etc.), así los tendrás siempre a mano.

Pero recuerda, todo lo que nos metemos en la boca es por decisión propia. Si alguna vez te sales del programa, trata de entender por qué lo has hecho. Puedes sentirte satisfecho con tu decisión y pensar que la fiesta de cumpleaños de tu amigo era una buena ocasión para comer pastel. Sea cual sea la razón, acéptalo y sigue adelante. Mañana será otro día y tendrás una nueva oportunidad para alimentar a tu cuerpo con comida saludable.

Ponte el desafío de pasar dos semanas comiendo SOLO alimentos frescos y sin procesar. Todos los pacientes que lo han probado han notado la diferencia.

MOVIMIENTO

Que les den a las calorías. Perdón si soy algo brusco, pero creo que nuestra obsesión por las calorías no solo está muy desencaminada, también está dañando activamente nuestra salud. Reduce la alimentación y la actividad física a una simple ecuación e ignora por completo la interconexión que existe en esa máquina biológica que es el cuerpo humano. La salud es algo mucho más complejo que la comparación de las calorías que entran frente a la energía que se consume. Y quizá tendrías que preguntarte si el culto que sentimos por esta idea cuestionable puede realmente funcionar.

Fue en las décadas de los ochenta y los noventa cuando los primeros gurús de la buena forma física —personas como Jane Fonda y el motivador televisivo de las mañanas Derrick Evans— se convirtieron en superestrellas e inspiraron a millones de británicos y estadounidenses para que se «pusieran en forma». Si bien nadie duda que animaran a millones de personas a moverse, la pregunta es: ¿ha funcionado? ¿Estamos más sanos que en los años ochenta? ¿Estamos en mejor forma? ¿Morimos de menos enfermedades relacionadas con nuestro estilo de vida?

Una investigación de la Organización Mundial de la Salud constató que, en Europa y Estados Unidos, el 50% de las mujeres y el 40% de los hombres no están lo bastante activos, a diferencia del sudeste asiático, donde las cifras son de un 15% y un 19%. ¿Tan raro es que pesemos más y estemos más enfermos con cada año que pasa?

Creo que el principal problema que tenemos con la pérdida de peso se deriva sobre todo de la idea tan equivocada que nos han hecho tener. La fiebre por la buena forma física apareció en los ochenta y se ha negado obstinadamente a dejarnos, nos ha condicionado para que veamos la pérdida de peso como una meta cuando, de hecho, no es más que un efecto secundario natural de la buena vida. Si estamos haciendo lo necesario para mantenernos dentro de nuestros límites personales, no tendremos ni que pensarlo. Es algo que pasa de forma automática.

Lo mismo pasa con el movimiento. Otro de los problemas que se derivan de la obsesión por la forma física es que nos ha hecho ver el «ejercicio» como algo que sucede aparte de nuestras vidas. Lo practicamos en momentos específicos del día, y lo programamos junto con las tareas de casa. Lo hacemos con una ropa adecuada. A veces vamos a un lugar concreto donde nos cobran un montón de dinero... y luego nos vamos, convencidos de que hemos cumplido con nuestro cupo de «ejercicio» y podemos olvidarnos de él hasta la próxima.

¿TE ESTÁS EXCEDIENDO CON EL EJERCICIO?

Creo que muchos tendríamos que borrarnos del gimnasio, y no necesariamente por lo que estás pensando. Son muchas las personas que están dañando su salud por hacer ejercicio. Sí, es cierto que como sociedad no nos movemos lo suficiente. Pero también es verdad que hay personas que se mueven demasiado. Muchos de los pacientes que me visitan se sienten agotados: trabajan todas las horas del día, no descansan de forma adecuada y encima van al gimnasio. Todos tenemos una reserva de energía, y no dejamos de tirar de ella sin tomarnos nunca el tiempo de pararnos y volver a reponer lo que quitamos. Si la energía fuera dinero, estaríamos arruinados. Puede parecer una tontería, pero cada vez son más los cardiólogos que opinan que practicar ejercicios de resistencia como el maratón de manera habitual puede tener efectos negativos en el corazón. Un estudio reciente realizado en el ejército de Estados Unidos demostró que un nivel extremo de ejercicio puede contribuir a una mayor permeabilidad intestinal (ver página 110). Al igual que pasa con todo, el ejercicio tiene su dosis ideal. ¿Te estás excediendo en tu dosis?

Una paciente mía, una madre soltera de cuarenta y cinco años llamada Carina, era la mujer más vivaracha que puedas imaginar..., al menos por fuera. Cuando entró en mi consulta y se sentó, dio un ligero suspiro y dijo que se sentía siempre agotada y que, aunque se cuidaba mucho, era incapaz de controlar su exceso de peso. No tardé en descubrir por qué se había quedado sin energías. Tenía tres enérgicos hijos que cuidar y dos trabajos. Y seis meses antes había contratado un entrenador personal y tres veces a la semana hacía ejercicio durante una hora entera. Eran sesiones intensas. Cada vez daba el máximo.

Cuando le pregunté qué clase de ejercicio hacía, soltó frases como «lucha corporal», «destruye tus abdominales» o «fuego destructor». Solo los nombres ya lo dicen todo. Aquello no la estaba ayudando, la estaba matando.

Si bien este tipo de programa de ejercicios puede ir bien a alguien con tiempo y espacio para recuperarse, a ella no le estaba funcionando. La vida que llevaba entre estas sesiones de ejercicio convertía lo que habría podido ser algo duro pero bueno en algo duro pero peligroso. Hasta que no cambió aquellas brutales sesiones de ejercicio por reparadoras sesiones de yoga no empezó a perder peso.

Cuando se trata de salud física, en parte el problema es que nuestra percepción de lo que es un comportamiento saludable suele ser inexacta. La cultura en la que vivimos valora el que estés siempre ocupado. Lo utilizamos como una forma de estatus. Si no tenemos tiempo significa que tenemos éxito y los demás nos buscan. Llevamos nuestra fatiga como una insignia de honor. Con frecuencia esto nos empuja a hacer un huequecito para esa última sesión de ejercicios, aunque estemos exhaustos. En mis redes sociales no dejo de ver personas que comparten sus sesiones de ejercicio a las 6.00 de la mañana, a pesar de que es obvio que están agotadas, incluso médicos y profesionales del fitness. La intención es buena, pero están dando un mensaje equivocado que puede hacer mucho daño. Si la vida que llevas ya te deja agotado, no tiene sentido que te fuerces más en un gimnasio. Es contraproducente. Lo único que conseguirás será arrojar más y más estrés sobre un cuerpo que ya está exprimido. Tendrás un chute temporal de endorfinas, sí, pero ¿a qué precio?

EL MUNDO ES TU GIMNASIO

Otra de las razones por las que creo que tendríamos que borrarnos del gimnasio es que es mucho mejor si vemos nuestra vida entera como un ejercicio en potencia. Tenemos que dejar de pensar en cumplir con unas determinadas cuotas y empezar a convertir el ejercicio en una parte de nuestras vidas. De hecho, creo que tendríamos que dejar de hablar de «ejercicio» y pensar más en términos de «movimiento». Lo único que tenemos que hacer es movernos más durante el día, a lo largo del día, cada día. Tenemos que diseñar nuestras vidas en torno al movimiento. Estamos hechos para estar activos, pero la vida moderna nos obliga a pasar horas sentados en los coches de camino al trabajo y nos ata durante ocho horas a una mesa de despacho. Un estudio de 2010 donde se analizaba el riesgo que supone para la salud pasar mucho tiempo sentado descubrió que muchos adultos pasaban el 70% de la jornada sentados, mientras que el otro 30% solo practicaba algún tipo de actividad moderada. Otro experto, el doctor James Levine, de la Clínica Mayo, en Rochester, ha llegado incluso a decir que «sentarse es una actividad letal». No esperaríamos un nivel de inactividad tan alto en los animales de un zoo, y sin embargo lo aceptamos en nosotros. Ha llegado el momento de que reconozcamos que no funciona. De hecho, nos está matando. La inactividad física es una de las principales causas de la muerte prematura. Según la Organización Mundial de la Salud, es responsable del 5% de todas las muertes del mundo. Es un factor de riesgo para la salud mucho mayor que el sobrepeso o la obesidad. Otros estudios han sugerido que puede ser tan mala como fumar.

No sé si la inactividad física es tan mala como fumar y, sinceramente, tampoco creo que importe. La desagradable realidad es que pasar demasiado tiempo sentado es mucho más perjudicial para la salud de lo que imaginamos. El vínculo más impactante en relación con esto nos lo señalan los estudios realizados con personas que ven la televisión. Se ha establecido una relación directa entre el tiempo que dedicamos a ver la televisión y el incremento de la diabetes tipo 2, la enfermedad cardiovascular y la muerte por todo tipo de causas. Por el momento debemos ser cautos, solo se trata de una asociación: no se ha demostrado que sea el hecho de pasar tiempo sentado lo que causa estos problemas, y seguramente no será más que una parte del conjunto (pasar demasiado tiempo viendo la tele suele asociarse a una dieta inadecuada, los anuncios de comida basura, menos tiempo realizando otras actividades, etc.). Pero, dejando esto aparte, ¿de verdad te sorprenden estos resultados?

Otros estudios han descubierto que no podemos deshacer el daño que nos hace pasar demasiado tiempo sentados solo con ir a una clase de spinning o un gimnasio durante cuarenta y cinco minutos después del trabajo. Pero también hay buenas noticias. Un estudio de 2017 realizado en los Países Bajos demostró que interrumpir estos periodos tan largos que pasamos sentados con actividades ligeras suponía una mejora significativa que iba mucho más allá que la que podríamos obtener con el programa de ejercicio estructurado de un gimnasio. Según los autores del estudio, «interrumpir los periodos que pasamos sentados poniéndonos en pie y caminando a un ritmo ligero mejoró los niveles diarios de glucosa en sangre y la sensibilidad a la insulina en personas con diabetes tipo 2 mucho más que un ejercicio estructurado». Así pues, una sesión en el gimnasio no es el antídoto para horas de estar sentado. La respuesta es pasar menos tiempo sentado, ocuparse en otras cosas y moverse. Planifica tu jornada sobre la base de esta idea.

En parte son descubrimientos emocionantes e innovadores como estos los que han perfilado mis intervenciones para el movimiento. Estas intervenciones poseen miles de beneficios para la salud y, como siempre, tienen un efecto directo en los otros tres pilares. Por ejemplo, el movimiento y el ejercicio mejoran el funcionamiento de tu sistema inmunitario al incrementar la actividad de las células NK (asesinas naturales, por sus siglas en inglés): células inmunitarias que combaten la infección. También favorecen la biogénesis mitocondrial, es decir, la creación de nuevas mitocondrias que mejoran la capacidad del cuerpo para producir energía (ver recuadro en la página 97). Hasta modifican la composición de la microbiota de nuestro intestino. Reducen la inflamación, reducen el estrés oxidativo, regulan el mal funcionamiento hormonal y mejoran la presión arterial y el flujo sanguíneo y linfático por el cuerpo. Caminar de forma regular también es una de las mejores cosas que puedes hacer para prevenir el Alzheimer.

Las cinco intervenciones que encontrarás a continuación mejorarán tu salud, pero si tuviera que recomendarte una para que empieces, sería la primera. Los beneficios de dar 10.000 pasos al día son profundos. No solo eso: si consigues hacerlo con éxito, las otras cuatro intervenciones te serán mucho más sencillas.

1. CAMINA MÁS

Proponte dar al menos 10.000 pasos al día.

Esta primera intervención parece engañosamente fácil. Soy el primero en admitir que caminar 10.000 pasos al día es una meta del todo arbitraria. Y es cierto que caminando no vas a solucionar tus problemas con la dieta: si tomas los alimentos equivocados, por mucho que camines no podrás neutralizar el daño que te estás haciendo a ti mismo. Sin embargo, es una buena forma de empezar a ir por el buen camino y estar más activo. Para muchos, caminar es un ejercicio que les ayuda a empezar la jornada y pasar de no moverse nada a un nivel de movimiento óptimo. Caminar, al igual que respirar, es un proceso tan fundamental que constituye una de las actividades de base que el cerebro permite realizar sin necesidad de un control consciente.

Sus beneficios incluyen:

Menor riesgo de enfermedad de Alzheimer

Menor riesgo de cáncer

Mayor estabilidad mental

Mejor calidad de vida

Menor riesgo de ataques al corazón y apoplejías

Menor riesgo de desarrollar diabetes tipo 2

Sé que 10.000 parecen muchos pasos, pero es menos de lo que piensas. En mi consulta veo personas que no hacen prácticamente ejercicio en todo el día y sin embargo se las arreglan para andar un par de miles de pasos. De hecho, 1.000 pasos no son más que diez minutos a pie. Si eres capaz de caminar sin sentirte muy incómodo, podrás conseguirlo. Y lo cierto es que casi todos los pacientes que pasan por mi consulta lo consiguen, tanto si tienen veinte años como si tienen ochenta. Si te lo puedes permitir, cómprate un Fitbit o un podómetro de pulsera. Estos dispositivos llevan un registro de los pasos que das, y además te permitirán dejar tu smartphone en casa, lo que a su vez significa que podrás disfrutar de tu paseo sin el bombardeo continuo de los mensajes de texto, los correos electrónicos y las alertas de tus redes sociales.

Y tampoco es tan difícil encontrar ocasiones. Ponte como norma no pasar más de una hora seguida sentado. Ponte una alerta en el ordenador, o haz que tu Fitbit vibre cada sesenta minutos y, si no te has levantado antes, date un paseo hasta la máquina de café o vete al lavabo. ¿Qué tal si subes por las escaleras en lugar de tomar el ascensor? Yo no subo casi nunca en ascensor, salvo cuando estoy en una planta muy alta de algún hotel. En los aeropuertos siempre subo por las escaleras. Nunca hay nadie, mientras que las escaleras mecánicas siempre están atestadas. A veces (aunque no siempre) se tarda un poco más, pero ahorrarme tiempo y perjudicar a mi salud no me parece una buena opción.

¿Y qué me dices de cuando vas a trabajar o bajas al centro? ¿De verdad es necesario que te apees del autobús en la parada que te deja más cerca? ¿Por qué no apearte dos o tres paradas antes y hacer el resto del camino a pie? ¿Tan importante es que aparques lo más cerca posible del supermercado o de cualquier otro destino? En mi familia hemos tomado por norma ir y venir de la escuela a pie. Vivimos a poco más de un kilómetro de la escuela, de modo que esto me permite consumir 3.000 pasos antes incluso de empezar mi jornada. Si me las arreglo para estar allí para ir a recoger a los niños, eso ya suman 6.000 pasos, y solo por llevar y traer a los niños del cole. Cuando empieces a ver el mundo entero como un gimnasio, te darás cuenta de que tienes montones de oportunidades para convertir las caminatas en una parte sencilla y asequible de tu vida.

En el trabajo, soy uno de los pocos médicos que no utilizan el sistema de megafonía. Y no lo hago por diversas razones. En parte considero que es más educado ir a la sala de espera a recibir a cada paciente y estrecharle la mano. Pero también es una excusa para ir sumando pasos. Si tengo cuarenta y cinco pacientes que visitar en un día, eso significa que me levantaré de mi asiento cuarenta y cinco veces en un lapso de seis o siete horas. Cuando tenía la consulta en Oldham, me levantaba cada diez minutos, tardaba veinte segundos en llegar a recepción, saludaba a mi paciente y otros veinte segundos para volver a la consulta. Eso sumaba casi media hora andando, o 3.000 pasos, y todo con un cambio tan simple.

¿Qué puedes hacer tú para incorporar el movimiento a tu vida? ¿Por qué no levantarte e ir al otro lado de la oficina para charlar con tu colega en lugar de mandarle un correo electrónico? ¿Qué tal si subes por las escaleras en lugar de tomar el ascensor? ¿Nunca has mandado un mensaje de texto a algún familiar estando los dos en casa en lugar de decirle lo que sea en persona? ¿No es un disparate?

SAL A DAR UN PASEO POR LA MAÑANA

Como consejo adicional te diría que concentres en la medida de lo posible tus pasos por las mañanas. Un estudio reciente estableció una relación entre la exposición a la luz de la mañana y un menor peso corporal. Para mí tiene todo el sentido del mundo, ya que concuerda con lo que sabemos sobre los ritmos circadianos naturales del cuerpo (ver páginas 98 y 183). La exposición a la luz es uno de los principales mecanismos para activar nuestros ritmos internos adecuadamente y asegurarnos de que funcionan bien. Salir por la mañana también es una de las intervenciones del pilar del Sueño, así que ¿por qué no matar dos pájaros de un tiro?

2. FORTALÉCETE

Practica algún tipo de ejercicio de fortalecimiento dos veces por semana.

Los músculos son el órgano olvidado. Y no te confundas, son un órgano. Tenemos tendencia a pensar en el músculo como un montón de carne que está ahí para activar las extremidades, pero desempeña muchos otros papeles en el funcionamiento de nuestros cuerpos. Por poner solo un ejemplo: el músculo no solo controla la forma en que las hormonas se liberan al organismo, sino también cómo se regulan. Cuanto mayor es nuestra masa muscular, mejor podemos controlar la acción de estas hormonas. Todas las células contienen mitocondrias (ver página 97), y las células musculares las poseen en una concentración especialmente alta. Las mitocondrias son nuestras fábricas de energía. Por tanto, una mayor cantidad de masa muscular se traduce en una mayor presencia de mitocondrias y un mayor potencial para fabricar energía.

Cuando hacemos ejercicios de fortalecimiento, cada vez que contraemos un músculo nuestro cuerpo está liberando diferentes mensajeros químicos llamados citocinas. Uno de estos mensajeros es la interleucina 6, y su papel es de vital importancia, ya que desactiva la inflamación. Cada contracción muscular es una señal antiinflamatoria que enviamos a nuestro cuerpo. Ya hemos hablado de lo común y devastadora que puede ser la inflamación... y sabemos que cuando se prolonga se convierte en uno de los principales motores de la mayoría de enfermedades modernas. Los ejercicios de fortalecimiento y el ejercicio intermitente de alta intensidad, al que llegaremos enseguida (y preferiblemente una combinación de ambos), ayudan a interrumpirla.

Una mayor presencia de músculo también significa que tenemos más receptores de insulina. En otras palabras, cuanta más musculatura tengas, más espacio tendrá la insulina para poner los nutrientes que ingieres. Piensa que es como si tuvieras armarios más grandes. Si tienes más espacio, significa que puedes comer más porquerías (¡aunque no te lo recomiendo!) y eres menos propenso a desarrollar una diabetes tipo 2.

SARCOPENIA

Sarcopenia es la pérdida de masa muscular debido a la edad. Es un importante problema de salud pública. Cuando pasamos la barrera de los treinta, empezamos a perder masa muscular de forma natural. Y conforme nos hacemos mayores, la pérdida de masa se intensifica. Esto puede perjudicar seriamente nuestra salud. Por sí sola, la pérdida de masa muscular en un factor de riesgo. La mejor manera de revertir la sarcopenia son los ejercicios regulares de fortalecimiento.

BENEFICIOS DE LOS EJERCICIOS DE FORTALECIMIENTO

Los ejercicios de fortalecimiento tienen muchos beneficios, incluyendo:

Mejor índice de masa corporal	Mejor autoestima
Freno al envejecimiento	Menor riesgo de diabetes tipo 2, enfermedad cardiovascular y apoplejía
Mayor sensibilidad a la insulina	Mejor salud cerebral
Menor riesgo de pérdida de masa muscular	Menor riesgo de osteoporosis
Perfil hormonal mejorado	Reducción del estrés y la ansiedad

FRENAR EL ENVEJECIMIENTO

Las investigaciones sugieren que tener más músculo es una forma de fortalecerse a uno mismo: cuanto más músculo tienes, más músculo mantienes. También influye en la fuerza de los huesos. Se ha demostrado que los ejercicios de fortalecimiento frenan el envejecimiento del músculo esquelético en el humano. Esto es de especial importancia para las personas de mediana edad y mayores. Todos tenemos la idea de que son los adolescentes y los veinteañeros los que tienen que andar haciendo pesas para hacer músculo, pero tenemos que cambiar urgentemente esa percepción. Después de los treinta, la inactividad nos hará perder entre el 3% y el 5% de nuestra masa muscular por década. Y entre los cincuenta y los sesenta, la capacidad muscular se reduce alrededor de un 3% por año. Se trata de un problema muy grave, ya que la pérdida de masa muscular es un claro indicador de muerte a partir de ciertas edades. Cuando la pérdida de masa muscular se convierte en un problema, se lo denomina «sarcopenia». Y el problema aumenta de forma lineal con la edad. Se estima que hasta un 15% de los mayores de sesenta y cinco años, y hasta la mitad de los mayores de ochenta y tantos, padece de sarcopenia.

Al igual que sucede con otros problemas físicos, la sarcopenia tiene muchas causas. Se ve con frecuencia en personas inactivas, pero otro de los factores que contribuyen a su aparición es la incapacidad de nuestros músculos de regenerarse después de una lesión. Los ejercicios de fortalecimiento incrementan la producción de diferentes tipos de fibra muscular, cosa que ayuda a rejuvenecer el músculo dañado y es una forma de evitar la sarcopenia. También ayuda a incrementar la función cognitiva, y hay pruebas de que podría ayudar en parte a prevenir el Alzheimer.

Hay incluso estudios académicos que sugieren que el ejercicio de fortalecimiento cambia la manera de pensar de las personas. En un estudio, los científicos compararon a un grupo de mujeres que practicaba ejercicio aeróbico con mujeres que practicaban ejercicio de fortalecimiento (aunque no hay ninguna razón para pensar que este efecto sea específico de las mujeres). Ambos grupos manifestaron una mejora en ciertos elementos de la «función ejecutiva cerebral», que engloba cosas como la memoria de trabajo y la capacidad de modificar el propio comportamiento en respuesta a una situación cambiante. Pero el grupo de los ejercicios de fortalecimiento mejoró en algo más. Fueron las únicas que experimentaron una mejora en la capacidad de atención. Y hasta se descubrió que resolvían mejor los conflictos.

Podría seguir enumerando beneficios indefinidamente. Pero lo cierto es que este tipo de ejercicio se infravalora y se utiliza poco, y a partir de los treinta es de vital importancia. En pocas palabras, tenemos que practicar alguna forma de ejercicio de fortalecimiento cada semana para mantener la masa muscular, la función muscular y la capacidad de utilizar el cerebro. Y si no lo hacemos en parte es porque hemos complicado en exceso nuestra imagen de lo que es el ejercicio. No tenemos que ir a un gimnasio ni ponernos una ropa especial (aunque puedes hacerlo si quieres); podemos hacerlo en la cocina con la ropa de diario (ver página 142).

Intenta buscar algún tipo de ejercicio de fortalecimiento que disfrutes. Será la única forma de que no solo empieces, sino que doce meses después sigas con ello. Montar en bicicleta se ha vuelto muy popular estos últimos años y puede ser una buena opción para algunos. La escalada en interior es otra opción que además ayuda a fomentar nuestra capacidad de estar presentes o conscientes plenamente, lo que se conoce como *mindfulness*. El yoga puede utilizarse como ejercicio de fortalecimiento, y entre sus otros beneficios están una mayor flexibilidad y relajación.

Estoy seguro de que a algunos os encanta el gimnasio, y empezar con un entrenador personal puede ser una herramienta muy motivadora. Pero si vuestra economía no os lo permite o no es posible, no lo pongáis como excusa. El cuerpo es una pesa... ¡Utilízala!

TABLA DE CINCO MINUTOS DE EJERCICIO EN LA COCINA

He creado esta tabla para ayudar a mis pacientes a incluir sus ejercicios de fortalecimiento en sus ajetreadas vidas. Y a muchos les funciona muy bien. Tuve una pareja de más de sesenta años que había perdido la forma física. Modifiqué la tabla para adaptarla a su nivel de capacidad. Aunque en un primer momento se mostraron escépticos, en unas pocas semanas lo que había empezado en la cocina se trasladó al pasillo del piso de arriba y realizaban la secuencia entera cinco noches a la semana mientras esperaban que se llenara la bañera.

Utiliza las siguientes instrucciones como guía, pero cambia los ejercicios como consideres más oportuno. Para empezar, trata de realizar los ejercicios dos veces por semana. El secreto está en empezar poco a poco e ir subiendo.

1. 5-10 sentadillas — Trata de descender tanto como puedas manteniendo la espalda recta y los pies planos sobre el suelo. Sujétate a la encimera de la cocina para mantener el equilibrio si te hace falta.

2. 5-10 elevaciones de pantorrilla — Mientras estás de pie, levanta los talones y ponte de puntillas tanto como puedas. Sujétate a una puerta o una encimera si necesitas apoyo.

3. 5-10 flexiones — Apoya las manos más separadas que la distancia de los hombros y haz bajar el cuerpo entre ellas antes de volver a subir. Empieza contra una pared y, conforme vayas adquiriendo fortaleza, pasa a una encimera en la cocina. Con el tiempo podrás hacerlas en el suelo.

4. 5-10 fondos de tríceps — Coloca las manos sobre una superficie de trabajo o una silla o en el suelo. Desciende al mismo tiempo que flexionas los codos a tu espalda. Modifica la posición de las manos dependiendo de tu capacidad: en la encimera es donde es más fácil, y en el suelo, donde es más difícil.

5. 5-10 zancadas — Adelanta una pierna y dobla la rodilla. Mantén el torso erguido y sujétate para mantener el equilibrio si hace falta. Conforme adquieras más fuerza, puedes añadir una rotación lateral. Asegúrate de hacerlo con las dos piernas.

Ver drchatterjee.com con instrucciones completas en vídeo.

1. SENTADILLAS

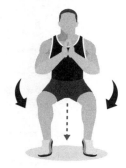

2. ELEVACIONES
DE PANTORRILLA

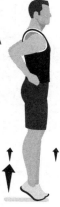

3. FLEXIONES

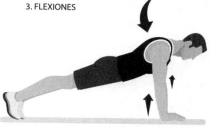

4. FONDOS DE TRÍCEPS

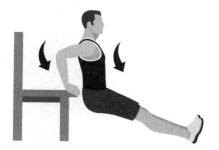

5. ZANCADAS

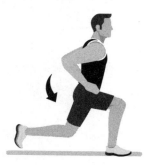

3. INICIA UNA RUTINA DE EJERCICIO INTERMITENTE DE ALTA INTENSIDAD

Busca una forma de ejercicio intermitente de alta intensidad que te funcione y haz dos sesiones de diez minutos a la semana.

¿Y si te dijera que es posible hacer menos ejercicio y conseguir más? ¿Me creerías? ¿O pensarías que estaba tratando de venderte algún plan milagroso y estaba a punto de pedirte que compraras algún aparato de 700 euros y firmaras un contrato sicodélico? Lo más sorprendente es que eso es lo que nos dice exactamente una parte de la ciencia moderna. El ejercicio intermitente de alta intensidad (las llamadas «rutinas HIIT», por sus siglas en inglés) es una forma de ejercicio que ha demostrado tener fantásticos beneficios para la salud. Por decirlo sin tapujos, se trata de hacer un ejercicio intenso, pero en intervalos muy breves.

Los beneficios para la salud incluyen:

Freno al proceso de envejecimiento	Pérdida de peligrosa grasa visceral (ver página 146)
Mayor crecimiento de células cerebrales	Incremento del número y la función mitocondrial
Mayor sensibilidad a la insulina, que ayuda a prevenir la diabetes tipo 2	Pérdida de peso

En mis tiempos de novato en la práctica de la medicina general solía parar en el gimnasio de camino al trabajo. Tenía que estar en mi consulta a las 7.30 de la mañana para empezar con el papeleo, comprobar resultados de analíticas y otras muchas cosas importantes pero tediosas que un médico encuentra amontonadas en la mesa antes de empezar a visitar a sus pacientes. Salía de casa a las 6.20 para estar en el gimnasio cuando abría, a las 6.30. Tardaba cinco minutos en firmar, cambiarme y llegar a la sala. Hacía ejercicio entre las 6.35 y las 6.55, saltaba, corría en la pista de squash, dando zancadas arriba y abajo, y quizá terminaba haciendo unas pesas. Para las 7.10 ya me había puesto mi ropa de trabajo y estaba duchado y afeitado. Llegaba a mi consulta hacia las 7.25 y estaba listo para ponerme ante el ordenador a las 7.30.

Una de mis compañeras de trabajo me preguntó: «¿Qué sentido tiene ir solo para veinte minutos? Para eso yo no me molestaría». Ella era médico de cabecera, y si me dijo aquello es porque estaba convencida de lo que decía. De hecho, tenía muchos problemas de peso y le costaba planificarse los horarios para ir al gimnasio. Solo iba cuando podía estar una hora entera, porque de lo contrario tenía la sensación de estar perdiendo el tiempo. Un grave error. Y sin embargo lo veo continuamente entre mis amigos, mis colegas, mis pacientes. La cuestión es que no hay que dedicar tanto tiempo al ejercicio.

Tanto si pasas demasiado tiempo en el gimnasio como si pasas demasiado poco, las rutinas HIIT podrían ser la respuesta. La diferencia entre estas rutinas y las sesiones de ejercicio tradicionales es que, en lugar de hacer ejercicio sin parar durante mucho rato, el ejercicio se fragmenta en sesiones más breves, con «intervalos» de descanso entre ellos. Estas sesiones pueden ser muy intensas. Con esto quiero decir que tendrían que ser intensas para ti. Quiero que te fuerces. Que te entregues al máximo, que sudes y sientas latir tu corazón con fuerza. Cuando acabes estarás sin aliento y no serás capaz de hablar durante tus buenos treinta segundos. Suena muy fuerte, pero debes recordar que solo lo harás durante un periodo muy breve. Te recuperarás enseguida.

La evidencia de que el cuerpo responde mejor a esta forma de ejercicio es poderosa y cada vez mayor. Un estudio reciente demostró que una rutina HIIT de once minutos proporciona muchos más beneficios que una hora de ejercicio continuado. Otro estudio, realizado por uno de los pioneros mundiales en el estudio de los HIIT, Martin Gibala, demostró que un minuto de ejercicio intenso, forzándote al máximo en tres secuencias de veinte segundos de pedaleo intenso repartidas en un periodo de diez minutos, suponía una mejora equivalente a la de pedalear cuarenta y cinco minutos con una intensidad moderada. Piensa en estas cifras un momento. Son increíbles. No es de extrañar que el famoso periodista A. A. Gill dijera en una ocasión que las rutinas HIIT podrían ser «el invento que más tiempo nos va a ahorrar después del microondas».

No menos impresionantes son los positivos efectos que las rutinas HIIT pueden tener en nuestros organismos interconectados. Las rutinas HIIT mejoran la sensibilidad a la insulina mucho más que las formas tradicionales de ejercicio, y nos hacen menos propensos a padecer la diabetes tipo 2. Mejoran nuestra función mitocondrial, y eso permite que todos los procesos corporales funcionen mejor. Reducen la inflamación. Hacen que las venas funcionen mejor. Mejoran el bienestar cardiorrespiratorio. Van genial para perder peso. Y, como parecen sugerir los estudios más recientes sobre HIIT, hasta podrían ralentizar el proceso de envejecimiento. En marzo de 2017, los investigadores de la Clínica Mayo publicaron un estudio en el que descubrieron que los HIIT pueden revertir el envejecimiento a nivel celular.

GRASA VISCERAL

Y eso no es todo. En el cuerpo tenemos muchos tipos diferentes de grasa que se clasifica no solo por su estructura sino también por el lugar donde se localiza. Hay una grasa especialmente nociva conocida como «grasa visceral». Hay personas que a primera vista puede parecer que no tienen problemas de peso, pero cuando les haces un escáner descubres que tienen los órganos internos recubiertos de grasa. Eso es la grasa visceral. Es frecuente que estas personas estén delgadas, pero el hecho de que parezcas delgado no significa necesariamente que lo estés. Es más, la grasa visceral es más peligrosa que lo que conocemos como grasa subcutánea, que es la que se acumula debajo de la piel. El riesgo de sufrir un ataque al corazón o una apoplejía es mayor. Y ¿a qué no lo adivinas? Las rutinas HIIT van muy bien para eliminar este tipo de grasa.

FOMENTAR LA SALUD CEREBRAL

¿Qué hay de la salud cerebral? Conocemos todo tipo de ejercicios para ayudar a nuestro cerebro, pero un estudio de 2015 demostró que las rutinas HIIT incrementan lo que se conoce como factor neurotrófico derivado del cerebro (BDNF, por sus siglas en inglés). El BDNF es una molécula de apoyo al cerebro. Imagínatelo como un combustible de alto octanaje. Ayuda a prevenir graves trastornos cerebrales como la demencia y desarrolla nuevas células cerebrales. Otro estudio demostró que solo veinte minutos de ejercicio aeróbico diarios también pueden incrementar el BDNF y el desarrollo de células cerebrales en el hipocampo, que es la parte del cerebro responsable de la memoria. No existe ningún fármaco capaz de aumentar el BDNF y, si lo hubiera, todo el mundo lo querría. Y sin embargo, el ejercicio puede hacerlo..., sobre todo el HIIT.

Pero ¿qué forma particular de ejercicio aumenta más el BDNF? Por el momento, resulta difícil decirlo. Sin embargo, un emocionante estudio demostró que, al realizar ejercicio intenso en lugar de ejercicio de baja intensidad, la persona no solo aprendía vocabulario un 20% más deprisa, sino que tenía picos más intensos en sus niveles de BDNF. ¿Es posible pedir más a las rutinas HIIT? Creo que no.

BUSCA EL EJERCICIO QUE MEJOR TE FUNCIONE

Hay montones de versiones diferentes de HIIT, pero yo prefiero verlo como cualquier forma de ejercicio en la que un cambio repentino en el nivel de actividad obligue a tu cuerpo a adaptarse. Debe ser un periodo de movimiento de alta intensidad seguido por un periodo de movimiento de baja intensidad.

Y debe ser «intenso» para ti. Mi objetivo con este libro es ayudarte a simplificar la salud. Por eso no quiero que compruebes tu pulso ni cuentes tu ritmo cardíaco. Siempre y cuando tú lo percibas como algo intenso, me parece bien. Por ejemplo, si te gusta ir al gimnasio, puedes ponerte en una cinta de correr y correr cuarenta segundos a doce kilómetros por hora (o al ritmo que a ti te parezca intenso); luego, durante un minuto y veinte segundos, corre a cuatro kilómetros por hora, cosa que te resultará más fácil. Al introducir un cambio tan brusco de ritmo, obligas a tu cuerpo a adaptarse sicológicamente. Y hacerlo a intervalos te resultará mucho más beneficioso. Repite esto entre tres y cinco veces.

Sin embargo, no tiene por qué ser algo tan duro. Todo depende de tu nivel actual de forma física. Tampoco tiene por qué ser en un gimnasio. Uno de mis ejercicios más populares (que aparecía en el primer programa que hice para la BBC, *Doctor in the House*) es uno de los más sencillos. A muchos de mis pacientes les encanta por la facilidad con la que pueden incluirlo en su día a día. Funciona así. Sal de casa y camina hasta la esquina. A partir de ahí, camina tan deprisa como puedas durante un minuto. Cuando pase el minuto comprueba hasta qué número de la calle has llegado y luego vuelve al punto inicial caminando a un paso normal. Ahora repite la secuencia, pero esta vez tienes que tratar de superarte y ver si eres capaz de llegar una casa más allá. Quizá te parezca muy fácil, pero cuando lo hayas repetido tres veces estarás realmente entusiasmado. Intenta repetirlo cinco veces. Solo te llevará diez o quince minutos, no tienes que apuntarte a ningún gimnasio ni vestirte de forma especial, y los beneficios serán importantes.

¿Que no te apetece salir a la calle un día lluvioso de octubre? Vale. ¿Qué tal si haces diez saltos de rana, diez saltos separando las piernas y diez zancadas secuencialmente en tu sala de estar durante cuarenta segundos? Luego, pasa ochenta segundos caminando a un paso relajado y repite cinco veces. También puedes probar una combinación alternando zancadas, flexiones y balanceo con pesas rusas. Si ninguna de estas tres opciones te convence, crea tus propios ejercicios. ¡Las posibilidades son infinitas!

4. HAZ PARÉNTESIS PARA MOVERTE

Acostúmbrate a hacer tres o cuatro paréntesis para moverte cinco días a las semana.

Una de mis citas favoritas es de George Bernard Shaw, y dice: «No dejamos de jugar porque nos hacemos mayores; nos hacemos mayores porque dejamos de jugar». Una verdad como un puño, y no tengo ninguna duda de que una de las razones por las que nuestra salud y nuestros niveles de energía se deterioran (y, por tanto, nos engordamos) conforme nos hacemos mayores es que ya no vamos por ahí divirtiéndonos mientras jugamos a pillar, o le damos patadas a un balón o nos ponemos a brincar por el suelo. Me encantaría que entre nosotros, que no somos más que niños mayores, se generalizara la norma de redescubrir esa parte de nuestro ser que aprendemos a reprimir conforme las responsabilidades de la vida adulta empiezan a pesarnos. ¡Imagina si en la oficina o en cualquier otro lugar de trabajo todos hicieran dos minutos de ejercicio en grupo antes de salir a comer! Una rápidas zancadas, fondos, sentadillas o zancadas laterales serían estupendos para crear un ambiente de equipo y subir la moral, y sería un gran logro para cualquier país.

Esta intervención se centra en la diversión y el juego. Una de las razones por las que la gente que practica deportes se adapta tan bien a ese régimen es que lo hace por placer. Recientemente, yo mismo he redescubierto lo mucho que disfruto jugando al squash. Me permite relajarme y sacar mi lado más competitivo y, por defecto, me hace sudar y mejora mi salud. Y no solo eso, después me siento genial. Juego con uno de mis compañeros de la escuela primaria y no es raro que nos pasemos los primeros diez minutos riendo y bromeando. Para mí, esos cuarenta y cinco minutos valen su peso en oro. Sencillamente, siempre estoy impaciente porque llegue mi partido semanal.

JUGAR EN COMPAÑÍA

Hacer los paréntesis de movimiento con otros ayuda mucho, tanto si se trata de tu pareja, como de tus amigos o de tus compañeros de trabajo. No tiene por qué ser algo intenso y largo como un partido de squash. Aquí de lo que se trata es de hacer pequeños paréntesis. Coge una comba, ponte a dar saltos en el aire o haz unas carreras con tus compañeros por la oficina. Cuando estoy en casa, me tiro al suelo (o salgo al jardín) e imito los movimientos de diferentes animales con los niños: un mono, un oso, una rana o un cangrejo. Es divertido y te llena de energía... y todos acabamos sin aliento. Hacemos algo diferente cada día, pero puede ser cualquier cosa: sentadillas, tocar primitivo (ver abajo), steps en las escaleras... A veces nos limitamos a poner música y nos ponemos a cantar y bailar. Mi esposa se enfada, pero al final todos acabamos riendo. Para cuando nos sentamos a cenar, casi siempre estamos sin aliento. Lo bueno de hacer estos paréntesis para moverse antes de comer es que modifican de manera palpable la forma en que tu cuerpo procesa los alimentos. Diferentes estudios han demostrado que, cuando haces ejercicio justo antes de comer, tus niveles de azúcar suben menos después de la comida.

Uno de mis juegos favoritos me lo enseñó un amigo llamado Darryl Edwards, creador del Primal Play Method (o método de juego primitivo). Él lo llama tocar primitivo. Se necesitan dos personas, y el objetivo es tratar de tocar a tu oponente entre la rodilla y la cadera. De modo que los dos estáis todo el tiempo tratando de tocar al otro y de evitar que te toque. Es un movimiento en tres dimensiones. Puede hacerse en cualquier sitio, y es tan divertido que no tienes la sensación de estar haciendo ejercicio.

EL GIMNASIO EN LA COCINA

Para mí, la cocina siempre ha sido un lugar ideal para hacer un rápido paréntesis para moverse. Recuerdo que, de adolescente, solía aprovechar los dos minutos que tardaba en calentar la comida en el microondas para tirarme al suelo y hacer unas flexiones. Ahora, hago veinte sentadillas con mis hijos en el tiempo que las espinacas tardan en cocerse. Podrías coger dos botellas de aceite de oliva y levantarlas por encima de la cabeza y hacia los lados, saltar sobre una pierna durante treinta segundos o, simplemente, saltar a lado y lado. La idea es que hagas que tu corazón lata con fuerza tres o cuatro veces al día..., ¡pero tiene que ser divertido!

EJERCICIOS EN LA OFICINA

Me encantaría que en todas las oficinas se implantara la costumbre de hacer paréntesis para moverse antes de las comidas. Puedes practicar una combinación de los movimientos que aparecen abajo o crear los tuyos propios. ¿Qué tal si empiezas cada pausa para la comida con esto? Y anima a tantos compañeros de trabajo como puedas a acompañarte:

1. Cinco fondos de tríceps en la mesa de despacho (ver fondos de tríceps en la página 142).

2. Cinco saltos en el aire con los brazos levantados.

3. Cinco zancadas de unir palmas con cada pierna — Ponte frente a un compañero y dad una zancada hacia el otro. Mientras lo haces, extiende la mano izquierda para chocar los cinco con su mano izquierda.

4. Cinco zancadas laterales con cada pierna — Extiende la pierna a la izquierda. Mantén el cuerpo hacia delante y el pie derecho firme en el suelo, mientras flexionas la rodilla izquierda.

5. Cinco flexiones en la mesa (ver flexiones en la página 142)

Se supone que tiene que ser divertido. Nada de emitir juicios. No es una competición. Solo es una forma de animar a la gente a estar activa. Lo bueno de practicar esto en grupo es que es más probable que se convierta en algo permanente. Habrá días en que no te apetecerá hacerlo, pero a tus compañeros, sí. Con suerte, ¡esa será la motivación que necesitas para moverte todos los días en la oficina! Es fácil caer en la trampa de pensar que pequeños episodios de movimiento como este no sirven de mucho, pero son estas pequeñas cosas que haces cada día las que se traducen en los cambios más importantes en tu salud. La buena salud no tiene por qué ser tan complicada, ni tiene por qué ser aburrida.

1. FONDOS DE TRÍCEPS EN LA MESA DE LA OFICINA

2. SALTOS EN EL AIRE

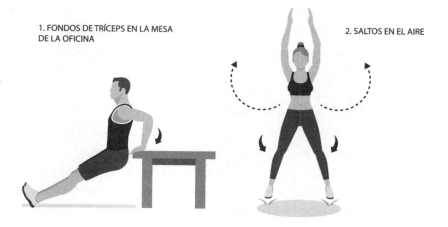

3. ZANCADAS EN COMPAÑÍA

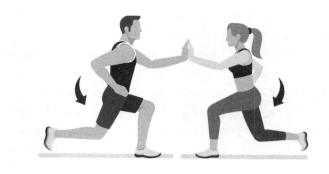

4. ZANCADAS LATERALES

5. FLEXIONES EN LA MESA

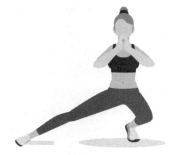
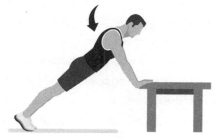

5. DESPIERTA A TUS GLÚTEOS ADORMECIDOS

Practica al menos un movimiento para los glúteos cada día, y la serie completa cuatro veces por semana.

¿Construirías tu casa sobre unos cimientos inestables? ¿Enseñarías a tus hijos a hacer sus construcciones con el Lego sobre superficies inclinadas? ¿Amontonarías bloques de juguete sobre gelatina? Pues eso es lo que veo que hacen muchas personas con sus cuerpos. Nuestros mecanismos básicos de movimiento ya no funcionan por culpa del tipo de vida que llevamos. Nos pasamos el día encorvados, y nuestros cuerpos se adaptan y acaban adoptando la forma en la que pasamos la mayor parte de las horas de vigilia. Estamos encorvados, con los hombros caídos, arrastramos los pies. Somos una generación que tiene los músculos de los glúteos dormidos y el culo plano.

La razón de que nuestros glúteos se hayan echado a dormir la encontramos en nuestro entorno moderno. Nuestros estilos de vida son los responsables. La forma en que vivimos es, literalmente, como una patada en el culo. Y esto tiene su importancia. La mayoría vemos nuestros traseros como algo sobre lo que sentarnos, pero en realidad constituyen uno de los músculos más importantes del cuerpo. Son un músculo clave, y si no están activos, eso puede tener efectos demoledores en muchos otros músculos. En muchos casos, si nos duele la espalda es porque tenemos el trasero adormecido. Los glúteos —los músculos del trasero— no solo sostienen nuestro esqueleto, desempeñan un papel vital en el funcionamiento de nuestra biomecánica. No es por nada que hombres y mujeres tienden a juzgar la calidad de una posible pareja fijándose en parte en la forma de su trasero, tanto si lo hacen de forma consciente como si no. Y los glúteos no están aislados. En nuestros cuerpos tan maravillosamente interconectados, los glúteos están unidos a toda una cadena de músculos que van de los hombros a los pies, y si no funcionan de manera adecuada, eso supone un estrés para otras partes del cuerpo.

Sé por experiencia lo importantes que son estos músculos. Yo tenía veintitrés años y estaba cursando mi último año de la carrera de medicina, en la Universidad de Edimburgo. Me había mudado a un nuevo apartamento para pasar aquel año con mis amigos Steve y Mary. Y estaba ayudando a Mary a subir unas cajas por seis tramos de escaleras en la postura más espantosa que os podáis imaginar. Después de unos treinta minutos, levanté otro montón de cajas y ¡bum! Un dolor terrible en la parte baja de mi espalda. Solté las cajas y me dejé caer al suelo retorciéndome de dolor. Me había fastidiado la espalda. Hasta ese momento, no le había dado importancia. Como la mayoría de la gente, la forzaba todos los días, porque nunca me había dado una razón para no hacerlo. Y eso llevó a diez años de dolor crónico de espalda que me afectó en todas las áreas de mi vida. Tuve que tomarme un tiempo de reposo, planificar cuidadosamente los viajes y renunciar a todos los deportes que me gustaban.

Me pasé horas, por no hablar del dinero que me costó, buscando una solución. Todo el mundo me decía que, a causa de mi estatura (mido dos metros de altura), era inevitable que tuviera dolor de espalda. Yo me negaba a aceptar eso y probé todas las terapias habidas y por haber. La mayoría me proporcionaban un alivio momentáneo, pero a las pocas semanas el dolor volvía. Mi deseo de saber más me llevó a estudiar la mecánica del movimiento con uno de los pensadores más revolucionarios en este campo, Gary Ward. Gary es una figura importantísima en el mundo de la mecánica corporal y el movimiento humano. Está dando la vuelta a todas las ideas preconcebidas que teníamos y está consiguiendo ayudar a mucha gente. Lo mejor de todo es que, con su filosofía, Gary ha simplificado la enorme complejidad de la mecánica del cuerpo humano. Si nos ceñimos a sus planteamientos, veremos que los movimientos del cuerpo se pueden dividir y trabajar por separado en dos grupos o cadenas principales.

CADENAS MUSCULARES FLEXORAS

La primera de estas cadenas musculares es la cadena flexora. Cuando trabajamos los bíceps o nos llevamos la rodilla al pecho, estamos flexionándolos. En nuestro entorno moderno, tenemos tendencia a abusar de la cadena muscular flexora. Estamos flexionando la espalda desde el momento en que nos levantamos hasta que nos acostamos. No dejamos de comprobar nuestro smartphone flexionando el cuello. Una cabeza humana pesa entre cuatro y cinco kilos, y eso es mucho peso para cargarlo sobre las articulaciones del cuello cada vez. Nos sentamos para comer, nos sentamos para trabajar, nos pasamos el día encorvados ante una mesa y luego llegamos a casa y nos instalamos en el sofá. Y esto nos pasa factura. Uno de los problemas que conlleva pasar tanto tiempo sentados es que no damos a nuestro cuerpo la oportunidad de experimentar la postura contraria. Para algunos, la situación es tan terrible que conservamos esta postura encorvada incluso cuando estamos de pie. Algunos posibles indicios de que estamos abusando de nuestra cadena muscular flexora son:

- Pies planos
- Valgo de rodilla
- Espalda encorvada
- Cabeza algo inclinada
- Glúteos adormecidos
- Glúteos firmes

CADENA MUSCULAR EXTENSORA

Lo contrario de la cadena muscular flexora es la cadena muscular extensora. Utilizamos la cadena extensora cuando las caderas o la columna están erguidas y rectas. Los músculos extensores nos permiten permanecer en pie con la vista clavada en el horizonte..., al contrario de lo que sucede cuando tenemos una mala postura. El papel de la cadena extensora es activarse y sacarnos de los estados de flexión. La clave para lograr el equilibrio en nuestra postura está en tener pleno acceso a ambas cadenas, de modo que el cerebro pueda decidir cuál es la correcta para el cuerpo en cada escenario.

Cuando las cadenas flexoras y extensoras del cuerpo trabajan juntas en equilibrio, nos encontramos con la clásica postura del «libro sobre la cabeza»:

- Erguido y en pie

- Hombros hacia atrás

- Cuello estirado

- Caja torácica hinchada y recta

- Cabeza hacia atrás

- Glúteos firmes

Tratar de hacer conscientemente estos cambios y adoptar estas posturas no es una estrategia que pueda prosperar a largo plazo. Yo me pasé años tratando de poner en práctica la antigua orden militar de poner los hombros hacia atrás y sacar pecho, pero no funcionaba porque no reeduqué a mi cerebro. El planteamiento de Gary está pensado para hacerte mover el cuerpo de forma que lo obligues a despertar la cadena de músculos extensores, activar tus glúteos y permanecer erguido sin que tengas ni que pensarlo.

En nuestra vida moderna pasamos tanto tiempo inclinados que hemos perdido la capacidad de extendernos y permanecer erguidos. Hemos adoptado esa postura casi fetal debido a la cantidad de tiempo que pasamos sentados y mirando pantallas y teléfonos todo el día. Una buena parte del trabajo correctivo que debemos hacer consiste justamente en restaurar la capacidad de extensión. Cuando no conseguimos acceder a nuestra cadena extensora, uno de los grupos más importantes de músculos que se desactiva y se adormece son los glúteos.

EXTENDER, EXTENDER, EXTENDER

¡Este ha sido mi mantra estos últimos años, y espero que también se convierta en el tuyo! Tenemos que reeducar a nuestro cuerpo para que vuelva a extenderse. La gente trata de hacer extensiones de caderas, trata de estirar la columna. Desde luego, pasar menos tiempo sentado ayuda, pero no significa que nuestros cuerpos vayan a experimentar de forma automática la extensión. La mayoría necesitaremos ayuda para acceder plenamente a esta capacidad.

En la actualidad, cuando la gente trabaja su cuerpo, tiende a concentrarse en los «músculos de espejo», que son los que pueden ver en el espejo y, por tanto, los músculos a los que dan prioridad. Se enzarzan en ejercicios que hacen que sus músculos de espejo tengan buen aspecto, como pesas de banco, curls de bíceps y abdominales. Todos estos ejercicios piden al cuerpo que se flexione. Pero también deberíamos fijarnos en los músculos que no vemos en el espejo, como los que tenemos en la espalda y que sirven para extender el cuerpo y ayudarnos a estar erguidos.

Cuando era adolescente, el clásico joven hindú alto y delgaducho, recuerdo que a veces estaba en los vestuarios y me veía la caja torácica en el espejo. Eso me hacía ser muy consciente de mi físico. Además, no dejaba de ver fotografías de hombres fornidos en las revistas de fitness. Empecé a hacer ejercicios con pesas para trabajar el pecho y los abdominales todos los días. Estuve haciendo esto durante dos años y, sí, desarrollé la musculatura. Pero sin darme cuenta también cambié totalmente la dinámica de movimiento de mi cuerpo. ¿Valió la pena? Sin ninguna duda, no. Tuve que aguantar años de dolor y luego más años de ejercicios para corregir todo el daño que había hecho. Mi error fue actuar movido por la vanidad y concentrarme solo en los músculos de espejo. Lo veo cada vez que pongo los pies en un gimnasio. Culturistas con los hombros encorvados y flexionados en exceso, pies planos y columnas combadas, yendo arriba y abajo con una mala postura y una movilidad limitada.

Siempre me he preciado de ser un médico tolerante y abierto a aprender cosas nuevas de otros profesionales de la salud. De hecho, yo fui el primer médico que estudió con Gary, y lo que más me sorprendió es que su visión del cuerpo humano coincidía con mi visión de la salud. Su objetivo era ante todo conocer la causa de los problemas, no solo suprimir los síntomas físicos. Cuando acudí a él con mi problema de espalda, enseguida se dio cuenta de que mi pie derecho tenía una acusada pronación. Es decir, el puente había cedido y tenía el pie plano, y eso hacía que no pudiera acceder a la postura opuesta. Los podólogos me habían hablado de mi pie plano otras veces, pero se limitaron a recomendarme plantillas ortóticas que no me ayudaron.

Gary tenía una solución diferente. Me dijo que tenía que lograr que mi pie derecho volviera a trabajar, e insistía en que esa era la causa de mis problemas de espalda. Pero, estarás pensando ¿qué tiene que ver todo esto con los glúteos? Bueno, en nuestros cuerpos interconectados, en realidad hay un estrecho vínculo entre los músculos de los pies y los glúteos. Si uno de nuestros pies no funciona correctamente, eso puede afectar directamente a los glúteos y viceversa. Al final, resulta que el músculo de mi glúteo derecho no se activaba y eso hacía que siempre tuviera problemas de espalda. Era mi espalda la que soportaba la presión en lugar de mi trasero adormecido.

Bajo la supervisión de Gary, no tardé en entender por qué ninguno de los profesionales que habían estado manipulando mi espalda durante años, desde fisioterapeutas hasta masajistas, había resuelto el problema. Lo único que hacían era ofrecerme un apaño provisional. Para curar bien mi espalda, Gary tuvo que enseñarme a reprogramar estos patrones dañinos y reeducar mi cuerpo. Mis pies tenían que aprender a funcionar de forma correcta otra vez, y eso haría que los músculos de mis glúteos despertaran. Increíblemente, con solo cinco minutos de ejercicios al día, en menos de una semana los problemas de espalda que había tenido durante tanto tiempo desaparecieron. Mis ejercicios se basaban en su mayor parte en los cuatro ejercicios que detallo al final de esta sección. Es lo más parecido a un milagro que he visto en mi vida. Ahora, unos años después, tengo un puente más natural en el pie derecho, mi glúteo derecho se tensa adecuadamente y mi dolor de espalda sigue sin reaparecer.

Gracias a Gary, mi cuerpo ha vuelto a su estado natural. He vuelto a jugar al squash y puedo esquiar sin problemas. Ha cambiado mi vida. Cada día puedo mover el cuerpo con mayor libertad, y retomar actividades que me encantan pero a las que había tenido que renunciar. Esto ha tenido efectos colaterales. Soy más feliz, estoy más en forma, tengo más energía y una sensación mayor de bienestar. Llevo una vida que era impensable hace seis años.

Fue en el increíble libro de Gary, *What the Foot?*, y en sus cursos donde descubrí la importancia de los glúteos, y cómo despertarlos para combatir los efectos de un estilo de vida que nos obliga a flexionarnos y encorvarnos demasiado. Los glúteos son músculos de la cadena extensora. Ayudan a la extensión de la cadera, que es el movimiento que hacemos al levantarnos o incorporarnos cuando estamos agachados (en oposición a la flexión que realizamos cuando nos doblamos por la cadera para sentarnos). La extensión de cadera y la contracción de glúteo tendrían que ir de la mano. Pero en nuestro mundo superflexionado estamos perdiendo la capacidad de extender las caderas adecuadamente. Quiero que aprendas a mover todo tu cuerpo para acceder a la extensión de cadera utilizando los cuatro ejercicios que siguen. Estoy convencido de estos ejercicios darán a tu cuerpo la oportunidad de despertar a tus glúteos de manera definitiva.

Seguro que algunos habréis pasado por el suplicio de tratar de extender la cadera después de una sesión de fisioterapia, y hasta puede que hayáis llegado a la conclusión de que no funciona. Si es el caso, sospecho que vuestros males persisten. Pero ahí es donde entra la filosofía única de Gary. Él opina que nos hemos flexionado hasta tal extremo que cuando intentamos estirarnos, recurriendo a los ejercicios tradicionales, volvemos a caer en los malos hábitos. Sencillamente, nuestros cuerpos han olvidado cómo moverse de la forma correcta. Cuando nos levantamos, se supone que tenemos que utilizar los glúteos. Pero la mayoría no lo hacemos. Nuestros cerebros se saltan los glúteos y utilizan otros músculos. Con el fin de reeducar el cerebro, Gary ha diseñado una serie de ejercicios que lo incitan a activar los músculos adecuados. Lo importante es que entiendas que no se trata de «decidir» conscientemente utilizar los glúteos y volver a extenderse bien sin más. Es el cerebro el que toma estas decisiones de una forma inconsciente. Por tanto, necesitamos ejercicios que le recuerden cómo activar los músculos correctos. Y eso es justamente lo que Gary nos ha preparado.

Aquí tienes un ejemplo. Al doblar la cadera del todo, estamos creando una situación en la que el único movimiento posible es de extensión. Cuando nos tumbamos boca abajo y levantamos una de las piernas, tendríamos que hacerlo utilizando uno de los glúteos. Pero cuando recibe las instrucciones, el cerebro tiene diversas opciones. Y, dado que nuestros glúteos están fuera de combate, suele decantarse por el camino más fácil. Los movimientos que Gary propone no le dejan al cerebro más alternativa que levantar la pierna de la manera correcta, utilizando el glúteo.

Gary y yo hemos encontrado cuatro movimientos pensados para hacerte mover los pies, las caderas y los glúteos. Te ayudarán a reeducar tu cerebro para que aprenda a utilizar el cuerpo de la forma en que tendría que hacerlo por su diseño. Los movimientos pueden realizarse individualmente o como parte de un grupo.

Nota importante: todos los movimientos deberían hacerse o bien descalzos o bien con calcetines.

MOVIMIENTO UNO: FLEXIÓN EN UN STEP

Puedes utilizar cualquier step de ejercicio, ya sea el step clásico de aeróbic, un step de niño o incluso el escalón más bajo de las escaleras de casa. Este ejercicio está diseñado para despertar tus glúteos haciéndote flexionar la articulación de la cadera. El step te obliga a levantar el pie del suelo, y eso favorece la flexión de cadera. Cuando te inclines y estires los brazos hacia delante, notarás el estiramiento de los glúteos. Cuando llegues al punto más extremo del movimiento, es decir, el punto más alejado al que puedes estirarte con comodidad, volverás a la posición inicial de forma natural y con suavidad. Y vuelta otra vez. Estos movimientos no están pensados para que aguantes en una posición determinada, como los estiramientos o las posturas del yoga. La idea es moverse con suavidad entre la posición inicial y la final, incrementando poco a poco el alcance del movimiento.

1. Coloca un pie sobre el step y el otro (el que queda atrás) en el suelo, como cuando das una zancada.

2. Dobla la rodilla de la pierna delantera hacia delante. Trata de no controlar de forma consciente los movimientos de la rodilla, deja que se desplace a su antojo mientras ejecutas el movimiento. (Aunque normalmente se recomienda alinearla con el dedo gordo, Gary me enseñó que en realidad esto es una forma de limitarte. Si permites que la rodilla siga los movimientos del pie y la cadera resultará mucho más liberador para tu cuerpo.)

3. Mientras doblas la rodilla hacia delante, tu cadera también se estirará siguiendo el movimiento.

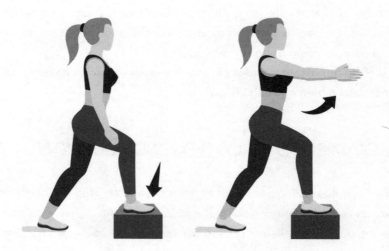

4. Estira los brazos hacia delante con suavidad con las manos a la altura de las caderas. Cuando hagas esto, el talón del pie de detrás empezará a levantarse. Es perfectamente normal.

5. Conforme tus manos se extiendan hacia delante, permite que el torso las siga y llegue al punto de estiramiento que le resulte más

cómodo. (Tu cuerpo tendría que inclinarse hacia delante como resultado del estiramiento de los brazos.)

6. Nuestro objetivo es apoyar la mayor parte del peso sobre el step a través del pie, con las caderas alineadas con el pie y los brazos estirados hacia delante, como en la ilustración.

7. Cuando te sientas más cómodo con el movimiento y te resulte más fácil, puedes ir bajando gradualmente el cuerpo sobre la rodilla y estirar los brazos hacia el horizonte.

8. A largo plazo, podrías plantearte tocar con los dedos el step (o incluso apoyarlos delante). No mantengas estas posiciones, balancéate adelante y atrás en un estado de conciencia plena mientras las practicas.

9. Baja tanto como quieras siempre y cuando te sientas a gusto.

10. Repite con la otra pierna.

Variante: estira solo el brazo izquierdo o el derecho hasta la posición indicada.

Para las progresiones de este movimiento, por favor, consulta los vídeos *online* en drchatterjee.com.

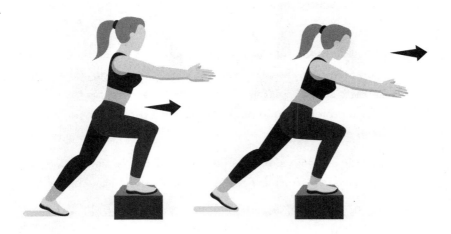

MOVIMIENTO DOS: ADUCCIÓN DE CADERA

Este movimiento despierta la cadera en más de un sentido. Utiliza la flexión, pero también el movimiento lateral de cadera. Se trata de un movimiento de todo el cuerpo destinado a trabajar los glúteos y muchos otros músculos que forman la cadena extensora.

1. Colócate sobre un step.

2. Elige una pierna sobre la que apoyarte.

3. Mientras flexionas la rodilla de la pierna sobre la que te apoyas, desliza el pie de la otra hacia atrás y hacia el lado, como en una reverencia, de modo que toques el suelo con los dedos.

4. Permite que la rodilla que soporta el peso se doble y se desplace hacia donde le resulte más cómodo. (Evita controlar conscientemente su posición.)

5. Con esto consigues que la pelvis se estire hacia abajo en el lado de la pierna que estiras y que tire hacia arriba en el de la pierna que sostiene el cuerpo.

6. Levanta el brazo del lado de la pierna que estiras y extiéndelo hacia arriba. Cuando alcances el punto máximo de estiramiento que te resulte cómodo, fíjate en la sensación de tirón en ese lado del abdomen.

7. Debes mantener el peso sobre la pierna en la que te apoyas en todo momento. Siempre tenemos la tentación de poner parte del peso sobre la pierna que estiramos cuando el pie toca el suelo. Eso no tendría que pasar...; solo debe tocar el suelo, no apoyarse en él.

8. Cuando alcances el punto más bajo en el que te sientas cómodo, devuelve la pierna a la posición inicial y luego baja el brazo.

9. Repite el movimiento dejando que ambos pies descansen sobre el step entre una vez y la siguiente.

10. Cambia de pie y repite.

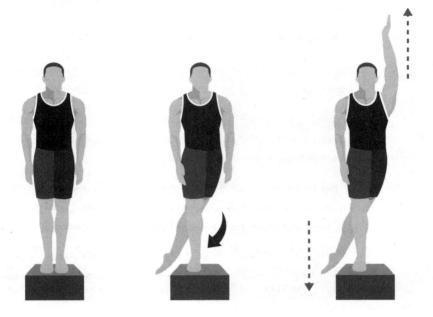

MOVIMIENTO TRES: RELOJES DE PIE

Los movimientos de tus glúteos están conectados a los de tus pies. Un movimiento natural de los pies contribuye al correcto estiramiento de los glúteos. Este ejercicio ayudará a que esto pase. Además, te permitirá empezar a identificar los «espacios oscuros» del movimiento. Se trata de movimientos que tu cerebro no está acostumbrado a realizar. Y solo cuando entres en estos espacios podrás empezar a despertar en tu cerebro las rutas que se han dormido.

1. Empieza colocándote en pie con los pies juntos. Imagina que estás en el centro de un reloj.

2. Relaja los dedos y elige una pierna sobre la que apoyarte.

3. Con las puntas de los dedos de la otra pierna, toca ligeramente el suelo en la posición de las 12 en punto. Esta pierna debe permanecer recta, mientras que la pierna sobre la que te apoyas

puede doblarse. Debes estirar la pierna tanto como te resulte cómodo.

4. **Toca el suelo y vuelve a la posición inicial.**

5. **La mayor parte del peso debe seguir sobre la pierna de apoyo. Es la que permanecerá en el centro de la esfera del reloj.**

6. Deja que el pie y la rodilla de la pierna sobre la que te apoyas se muevan a su aire como en los dos primeros movimientos de los ejercicios anteriores.

7. Inicia una serie de movimientos en los que la pierna que estiras se deslice siguiendo el círculo del reloj por su lado (o sea, si te apoyas sobre la pierna derecha, sigue en dirección contraria a las agujas del reloj desde la posición de las 12). Y asegúrate de que solo tocas ligeramente el suelo con los dedos. La mayor parte del peso debe recaer sobre la pierna en la que te estás apoyando.

8. Cuando te apoyes sobre la pierna derecha, trata de llegar hasta la posición de las 7 con la izquierda (12, 11, 10, 9, 8, 7). Vuelve a la posición inicial antes de tratar de alcanzar el siguiente número del reloj. Repite la secuencia entre cinco y diez veces.

9. Cuando te apoyes sobre la izquierda, trata de llegar hasta las 5 con la derecha (12, 1, 2, 3, 4, 5). Vuelve a la posición inicial. Repite la secuencia entre cinco y diez veces.

10. Mientras la rodilla de la pierna sobre la que te apoyas se dobla y tu otro pie se mueve, tus glúteos recibirán el impulso de actuar.

11. Debes centrarte en la pierna sobre la que te apoyas, ya que los músculos reaccionan cuando doblas la rodilla, flexionas la cadera y aplanas el pie. Cuanto más lejos lleves el pie, más estarás animando a activarse a tus glúteos.

12. Asegúrate de trabajar con las dos piernas.

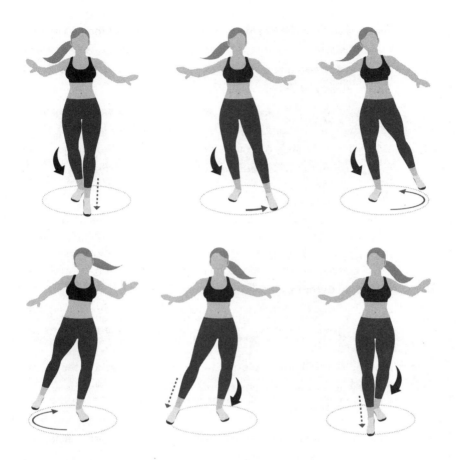

MOVIMIENTO CUATRO: EXTENSIÓN DE CADERA EN 3D

Este movimiento obliga a todas las articulaciones del cuerpo a estirarse en una posición que no deja a los glúteos más alternativa que activarse plenamente. La pierna de delante experimentará el estiramiento del glúteo correspondiente, mientras que la de detrás experimentará un acortamiento completo del glúteo. Al trabajar los dos lados te aseguras de que podrás experimentar la gama completa de movimiento para ambos glúteos.

1.   Empieza separando los pies a la altura de las caderas.

2. Adelanta un pie a una distancia que te resulte cómoda. La distancia es distinta para cada persona, así que tendrás que ir probando. Empieza con una distancia de 50 cm entre el dedo gordo del pie de atrás y el del pie de delante.

3. Relaja los dedos.

4. Dobla la rodilla de la pierna de delante al mismo tiempo que permites que el talón del pie de detrás se levante del suelo. Solo deben quedar apoyados los dedos.

5. El peso debe apoyarse en su mayor parte en la pierna que has adelantado. Deja que tu pelvis se desplace hacia delante y se sitúe en línea con el pie.

6. Debes mantener el torso erguido.

7. Trata de imaginar tu cuerpo moviéndose hacia delante y no hacia abajo. Esto no es el típico ejercicio de zancadas de un gimnasio.

8. Mantén la rodilla de la pierna de atrás recta y hazla rotar ligeramente hacia fuera sin doblarla, mientras los dedos del pie siguen mirando al frente.

9. La idea es mantener la cabeza en línea con la caja torácica, la caja torácica en línea con la pelvis y la pelvis en línea con el pie de delante..., así estarás perfectamente alineado. Si notas presión en la parte baja de la espalda es que no lo estás haciendo bien.

10. Levanta los dos brazos hacia arriba.

11. Vuelve a la posición inicial. Repite entre cinco y diez veces con cada pierna.

12. Cuando te sientas cómodo con el movimiento y lo domines, prueba alguna de las múltiples progresiones que propongo en drchatterjee.com

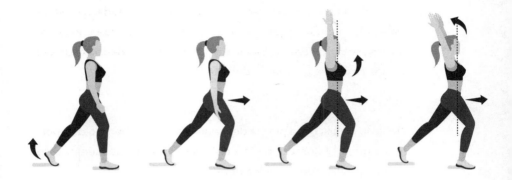

CONSEJOS PARA DESPERTAR A TUS GLÚTEOS

Mi consejo es que realices *al menos* uno de estos cuatro movimientos cada día. Una vez les cojas el truco, no te llevarán mucho tiempo. Y podrás hacer cualquiera de ellos en menos de un minuto. Mejor aún, no son ejercicios como los del gimnasio y no vas a sudar. No hace falta que te cambies de ropa, ni que te pongas un horario, no te harán perder el aliento. Es de vital importancia que no dejes de recordarle a tu cuerpo que active los glúteos, y la parte buena es que no te va a costar ni tiempo ni esfuerzo.

Yo hago estos ejercicios cada mañana mientras el café está en el fuego, y así preparo mi cuerpo para la jornada. Si puedes incluir los cuatro ejercicios en una sesión rápida de cinco minutos cada mañana, todos los movimientos que realices durante el día serán más eficaces y estarán más en armonía con la forma en que tu cuerpo está diseñado para moverse. Trata de realizar la serie completa al menos cuatro veces a la semana.

Nota: si tienes alguna duda sobre la realización de alguno de los movimientos que sugiero en este pilar, consulta antes a un profesional de la salud.

SUEÑO

La falta de sueño se ha convertido en una auténtica plaga. No solo tenemos muchas distracciones en nuestro día a día; también vivimos inmersos en una moda que asocia esta función tan crítica y natural de nuestro cuerpo a la holgazanería. Los científicos de la Universidad de Oxford dicen que dedicamos entre una y dos horas menos al sueño cada noche que hace sesenta años. En el contexto de un ciclo de sueño de ocho horas, eso supone un importantísimo descenso del 25%. ¿Quieres saber hasta qué punto eso es malo? Pues, cuanto menos, podemos poner una cifra en relación con esto. Se estima que la falta de sueño le cuesta a la economía británica unos 40 billones de libras al año.

Pero se trata de un problema que va mucho más allá del mero coste económico. Potencialmente, es un peligro. Cada vez que nos ponemos al volante y sufrimos de falta de sueño, estamos poniendo otras vidas en juego. Hace poco estuve en un centro especializado de Guildford para comprobarlo por mí mismo. Utilizando un simulador, el sujeto de estudio tenía que recorrer la misma ruta tres veces: la primera en condiciones normales, la segunda después de haber bebido suficiente alcohol para quedar justo por debajo del límite legal permitido y la tercera después de haber dormido solo tres horas. Cuando conducía cansado después de habérsele privado de sueño, itardaba hasta cuatro segundos en responder a un peligro! El resultado era mucho peor que después de haber bebido. Lo que vi aquel día confirma los resultados de un estudio clásico de 2017 del Hospital Queen Elizabeth, del estado de Autralia Meridional. Los autores concluyeron que «un nivel relativamente moderado de cansancio nos impide desempeñarnos de forma adecuada en un grado igual o superior al que se suele aceptar con las intoxicaciones por consumo de alcohol». Y, si bien esto es muy preocupante, lo que a los investigadores del sueño les preocupa más es que las personas que no duermen lo suficiente normalmente no son conscientes de su estado y no saben que no están funcionando a pleno rendimiento. Tienen la sensación de que están bien.

Pero ¿quién está libre de culpa y puede decir que nunca se ha comido algunas horas de sueño? Lo veo una y otra vez entre mis pacientes, y conmigo mismo. Por la noche, cuando estoy en el sofá y me siento cansado, resulta tentador seguir viendo la tele o ponerme a navegar por Internet en lugar de tomar la decisión consciente de irme a dormir. Ya conoces las consecuencias..., y yo también. Pero, conforme he ido profundizando en el estudio del sueño estos últimos años, ha cambiado la prioridad que le doy. Y no exagero si digo que los resultados me han cambiado la vida. Ahora soy más feliz, soy más fuerte y estoy más despierto, y mi productividad ha aumentado de manera significativa.

En una ocasión, el legendario investigador del sueño, el doctor Allan Rechtschaffen, dijo:

«Si el sueño no cumple una función absolutamente vital, entonces es el mayor error que el proceso evolutivo ha cometido».

Me encanta esta cita, no solo porque ha sabido captar la importancia del sueño, sino también su misterio. Los científicos aún están tratando de desentrañar algunos importantes aspectos de lo que sucede exactamente cuando dormimos, y sigue habiendo muchas cosas que no sabemos. Todos los animales duermen, y las consecuencias de no hacerlo pueden ser terribles. Si se priva a una rata del sueño, muere en cuestión de un mes. Lo máximo que un humano ha conseguido aguantar sin dormir son once días. Cuando se produce una falta de sueño extrema, lo normal es que la persona tenga alucinaciones y hasta ataques. El hecho de que pasemos un tercio de nuestra vida durmiendo ya nos da una idea de lo vital que es el sueño para nuestra salud mental y física. Gozar de suficiente sueño de calidad es esencial para el correcto funcionamiento de nuestra mente y nuestro cuerpo. Es un proceso sicológico esencial que muchos consideramos erróneamente opcional. El profesor Matt Walker, de la Universidad de Berkeley, California, dice: «No hay ningún tejido en el cuerpo ni ningún proceso en el cerebro que no se vea potenciado por el sueño o cuantitativamente mermado por la falta de este».

Aquí tienes algunos de los beneficios que supone salvaguardar la calidad de nuestro sueño. Mientras dormimos, estamos permitiendo a nuestro cuerpo que se recupere activamente. Como hemos visto antes (ver página 94), el proceso de autolimpieza del cuerpo, lo que se conoce como autofagia, es crítico, y es sobre todo mientras dormimos cuando nuestro cuerpo limpia buena parte de los desechos que se han acumulado en nuestras células durante el día. Se cree que, mientras dormimos, las células del cerebro se encogen para permitir que se abran huecos entre las células nerviosas, cosa que permitiría expulsar los productos de desecho que se forman y se acumulan en las horas de vigilia en el cerebro. Por poner un ejemplo, los científicos creen que durante las horas de sueño eliminamos la proteína beta-amiloide, una proteína que se encuentra en altas concentraciones en el cerebro de los enfermos de Alzheimer. El sueño también puede ayudarnos a conservar los nuevos recuerdos promoviendo el crecimiento de nuevas células nerviosas.

Los tres pilares anteriores se nutren directamente de este, y viceversa. Cuando duermes bien es mucho más fácil tomar las decisiones adecuadas al día siguiente. Sientes menos necesidad de tomar productos azucarados y tienes más energía, lo que a su vez significa que te sentirás más propenso a estar físicamente activo, por un lado, y a permitirte prácticas de relajación por el otro. Es un comportamiento que se refuerza por sí mismo: si estás más activo físicamente, consumes alimentos sanos y conviertes la relajación en una prioridad, duermes mejor.

LOS BENEFICIOS POTENCIALES DE UNA BUENA NOCHE DE SUEÑO INCLUYEN:

Más energía

Mejor concentración

Mayor capacidad de aprendizaje

Mayor capacidad de elegir los alimentos correctos

Función inmunitaria mejorada

Autofagia reforzada

Menor riesgo de desarrollar enfermedades crónicas como la diabetes tipo 2

Mejor memoria

Mayor esperanza de vida

Menor riesgo de padecer obesidad

Menores niveles de estrés

Menor riesgo de desarrollar Alzheimer

LAS CONSECUENCIAS DE NO DORMIR

Considero que el sueño es con diferencia el componente de la salud que más subestima la sociedad moderna. Hemos acabado por verlo como algo opcional, como algo de lo que podemos prescindir. Hasta se nos ha hecho sentir que somos débiles si exigimos más y mejor sueño. Pero si no dormimos, las consecuencias para nuestra salud pueden ser muy graves. Sencillamente, no es cierto que podamos pasar sin dormir lo suficiente. Es un mito perpetuado por nuestra cultura y la economía moderna, que solo valora a los que rinden más.

El daño que la falta de sueño puede hacer es grave y extenso. Actualmente se sabe que incluso la falta de sueño a corto plazo provoca un aumento en los niveles de la hormona del estrés, el cortisol, eleva la presión sanguínea e impide que el cuerpo regule de manera adecuada el nivel de azúcar en sangre. También activa nuestro sistema nervioso simpático, que puede hacer que nos sintamos irritables y estresados, aumenta el nivel de inflamación y disminuye el nivel de leptina, la hormona que nos ayuda a sentirnos saciados cuando comemos. Y esto tiene una doble cara, porque se ha demostrado que cuando se nos priva del sueño, producimos en mayor cantidad una hormona llamada grelina. La grelina estimula el hambre. De modo que cuando no dormimos nos sentimos menos llenos por culpa de una hormona y más hambrientos por culpa de otra. Viendo esto, es evidente por qué a algunos nos resulta tan difícil seguir ciertas dietas y programas de ejercicio. Esto también explicaría por qué, si duermes mejor, te resultará mucho más fácil alcanzar los objetivos que te pongas con los otros pilares.

Muchos estudios vinculan la falta de sueño con la obesidad y la diabetes tipo 2. En un estudio se descubrió que cuatro noches sin dormir provocan una importante resistencia a la insulina, mientras que, según otro, los problemas de sueño suelen ser preludio de problemas como la ansiedad y la depresión. El sueño también desempeña un papel fundamental en las rutas metabólicas, que afectan a la forma en que gestionamos el azúcar en sangre, y en nuestro sistema inmunitario, que determina la frecuencia con la que nos resfriamos, nuestro nivel de inflamación e incluso cómo funcionan nuestras rutas neuronales. La prestigiosa revista *Nature* publicó un revelador estudio en 2016 donde demostraba que interrumpir el sueño de manera continuada en ratones tenía los siguientes efectos reversibles:

- Mayores niveles de leptina (ver página 115)

- Aumento de la inflamación

- Mayor permeabilidad intestinal

- Mayor porcentaje de masa grasa

- Mayor resistencia a la insulina

Se cree que en el cuerpo humano existen mecanismos similares.

DEUDA DE SUEÑO

Por desgracia, no podemos compensar los efectos de la falta de sueño levantándonos más tarde los domingos. Los estudios demuestran que adquirimos una «deuda de sueño» que no podemos saldar haciendo solo un par de horas extras por aquí y por allá. Uno de estos estudios se centró en los típicos problemas que provoca una falta moderada y crónica de sueño, que es la que sufrimos la mayoría. Se demostró que, incluso después de tres días recuperándonos, muchos de los efectos debilitadores persistían. Las consecuencias de la falta de sueño incluyen:

- Mayor riesgo de diabetes tipo 2

- Mayor probabilidad de sufrir un accidente de tráfico

- Mayor riesgo de sobrepeso

- Mayor riesgo de sufrir problemas sicológicos

- Menor capacidad cognitiva

- Bajo rendimiento en el trabajo

¿QUÉ CANTIDAD DE SUEÑO NECESITAMOS?

En mi definición de «dormir bien» no entran los números. No sé qué cantidad de sueño sería la adecuada para ti. No se trata del número de horas, sino de la calidad. Para valorar la calidad del sueño de mis pacientes, he diseñado una tabla. Se trata de contestar a tres sencillas preguntas que me dan una instantánea inmediata de la calidad del sueño de cada persona.

- Despertar sintiéndose **Renovado** suele ser un buen barómetro de salud general.

- Despertarse cada día a la misma hora, con un margen de unos treinta minutos y sin necesidad de **Despertador** es un buen indicador de que los ritmos biológicos intrínsecos de tu cuerpo funcionan bien. (A algunos esta pregunta os puede resultar difícil porque tenéis hijos o una mascota que hacen las veces de despertador... Si es tu caso, contesta solo las otras dos preguntas y puntúa sobre un máximo de 4.)

- Si no eres capaz de dormirte en treinta minutos **(Lapso transcurrido)**, es probable que haya algo en tu estilo de vida que esté alterando la capacidad natural de tu cuerpo para dormir.

Una puntuación de 0 indica mala salud del sueño y una de 6 es excelente. Todo lo que quede por debajo de 6 significa que puedes beneficiarte de forma significativa con las intervenciones de este pilar. ¿Por qué no poner nota a tu sueño ahora mismo?

Después de haber puntuado vuestro sueño y haber leído sobre las consecuencias de no dormir suficiente, algunos quizá empecéis a sentir pánico. No hay por qué asustarse. En mis más de dieciséis años de práctica, he descubierto que la mayoría de problemas de sueño están relacionados con el estilo de vida. Este pilar está diseñado para ayudarte a identificar cuáles son los factores que alteran tu sueño y cómo cambiarlos activamente.

¿Qué puntuación darías a tu sueño?

¿Renovado?	¿Despertador?	¿Lapso Transcurrido?	Total
¿Te despiertas renovado?	¿Despiertas siempre a la misma hora (margen de 30 minutos) sin despertador?	¿Te duermes en un lapso de 30 minutos?	
....	....	....	....

CLAVE

0— Nunca o raramente

1— Ocasionalmente

2— Casi siempre

Muchos de mis pacientes descubren que, en general, con tres de las cinco intervenciones que propongo es suficiente. Todas las intervenciones son útiles, desde luego, pero no siempre es realista pretender abarcar las cinco. Me gustaría que descubras cuántas necesitas tú en el contexto de tu vida para alcanzar tu umbral personal. Mientras lees el pilar del Sueño, quiero que empieces a pensar en las intervenciones que podrías introducir en tu vida de forma inmediata. Considero que la intervención 3, «Establece unas rutinas para acostarte», es particularmente útil. Se trata de aprender a desconectar de manera activa antes de irse a la cama, y espero que hará que no tardes en dormir como un bebé.

1. CREA UN ENTORNO
DE OSCURIDAD TOTAL

Intenta que la habitación esté totalmente a oscuras, sin televisores
ni dispositivos electrónicos.

Uno de los trucos más sencillos que recomiendo es asegurar que el entorno donde dormimos queda totalmente a oscuras. La oscuridad le indica a nuestro cuerpo que es hora de dormir. Desencadena la producción de melatonina, que es la hormona sobre la que recae en su mayor parte la responsabilidad de ayudarnos a dormir. La gente a la que le gusta salir de acampada siempre dice que duerme bien. ¿Por qué? Porque de pronto se ven inmersos en el ciclo natural de la luz que se va apagando paulatinamente, y luego quizá pasan un rato a la luz de una hoguera que emite una luz anaranjada muy particular. ¿Y después? Una oscuridad absoluta.

En los últimos años he visto que en las habitaciones de hotel cada vez instalan más fuentes de luz que no se apagan por la noche. Mandos de aire acondicionado, televisores led, despertadores digitales, luces nocturnas azules y muchas otras cosas. Y conforme la tecnología evoluciona, el número aumenta. A veces resulta difícil dormirse con tantas luces. A mí me resultan intrusivas, ofensivas. Y he tomado por costumbre desconectarlo todo o, cuando eso no es posible, cubrir los pilotos con cinta negra. Algunos de los pacientes que tengo y que duermen en hoteles con frecuencia también han notado mejoras significativas en su sueño cuando aplican esta política de tolerancia cero con las luces nocturnas. Y lo que sirve para una habitación sirve también para nuestras casas, por supuesto. Muchos de mis pacientes se han dado cuenta de que el resplandor de un reloj digital hace que les cueste más dormirse cuando se acuestan o que puedan volver a dormir si se despiertan en mitad de la noche. La contaminación lumínica de las luces de las calles también es un problema común. Por eso recomiendo encarecidamente instalar persianas opacas o cortinas extragruesas.

Para entender por qué es tan importante controlar el nivel de luz en nuestro dormitorio de nuevo tenemos que remontarnos a miles de años en el tiempo, a los tiempos ancestrales en los que la máquina humana estaba pasando por su etapa evolutiva más importante. Todos los organismos de la tierra han evolucionado sobre la base de su relación con el sol, y los humanos no somos una excepción. Como ya hemos descubierto, nuestros cuerpos funcionan siguiendo una compleja sinfonía de ciclos. Todo en nosotros, desde la función inmunitaria o la intestinal hasta la fuerza de nuestros músculos o nuestras hormonas, sigue unos ritmos diarios. *Circa* es la palabra latina para «alrededor», y *diem* (o *diano*) significa «día». Controlando y dirigiendo todos estos ritmos circadianos está el reloj maestro de nuestro cerebro, el núcleo supraquiasmático (NSQ). Todas nuestras funciones corporales están influidas de alguna manera por el NSQ. Pero lo más curioso del asunto es que, si no recibe información del exterior, este mecanismo no puede seguir un ciclo de 24 horas con precisión. Lo que hace que el sistema de nuestro reloj circadiano funcione a su hora son los ciclos de luz y oscuridad. Y esta información del mundo exterior hace que realice los ajustes necesarios para adaptarse.

Este es el motivo de que seamos tan sensibles a la luz y explicaría por qué introducir ciertas modificaciones puede tener efectos tan poderosos. Cuando abusamos de la exposición a la luz, estamos abusando del reloj de nuestro cuerpo. Lo estamos adelantando o atrasando, cosa que desestabiliza muchos de nuestros ciclos. Y sin embargo, en los tiempos que corren, lo normal es que cada vez tengamos menos luz por la mañana y que tengamos demasiada por la noche.

NÚCLEO SUPRAQUIASMÁTICO (NSQ)

- El NSQ es el regulador maestro del reloj interno de nuestro cuerpo.

- Está localizado en una parte del cerebro llamada hipotálamo.

- Dirige todas nuestras funciones corporales sincronizando y coordinando todos los otros relojes de nuestro cuerpo.

El profesor Russell Foster, del Instituto del Sueño y Neurociencia Circadiana de la Universidad de Oxford, es uno de los más destacados investigadores en esta área. Foster dice que los humanos somos una «especie de una arrogancia suprema» porque creemos que podemos saltarnos los millones de años de evolución que han moldeado esos ritmos en nuestro interior. Me gusta esta idea. Da justo en el clavo. Creemos que podemos quedarnos levantados hasta tarde con luces artificiales sin que haya unas consecuencias para nuestra salud. Olvidamos el extraordinario poder que tiene la luz sobre la máquina humana. La luz es una droga. Modifica ciertas partes de nuestro cuerpo a un nivel molecular. Modifica la forma en que ciertos genes se expresan. Y la mayoría no tenemos ni idea de hasta qué punto somos sensibles a ella.

Un destacable estudio sugirió que, incluso si tenemos los ojos cerrados, el solo hecho de tener una luz encendida a nuestra espalda puede afectar a nuestros ritmos circadianos. Aunque algunos científicos han cuestionado la extrapolabilidad de este estudio y su significado exacto, sin duda refuerza la idea más general de que puede haber mecanismos sensibles a la luz que no pasan por los ojos. En cualquier caso, incluso si cerramos los ojos con fuerza, la luz puede atravesar los párpados.

EXPOSICIÓN A UNA LUZ INTENSA

La exposición a luces intensas después de la puesta de sol es un fenómeno moderno. Empezó con la llegada de la iluminación de las calles hará unos cien años, pero esta última década el problema se ha agravado exponencialmente debido al bum de los dispositivos electrónicos y la costumbre que tenemos muchos de llevarlos con nosotros a la cama. Por supuesto, cierta exposición a la luz artificial es inevitable. Ahora ya no tenemos la opción de irnos a dormir sin más cuando oscurece. Lo que sí podemos hacer es tratar de limitar los efectos que esto tiene en nuestras vidas ya de por sí saturadas de luz.

SMARTPHONES Y TABLETAS

Una de las peores cosas que puedes hacer en la hora o dos horas antes de irte a dormir es utilizar tu smartphone o tu tableta. Lo creas o no, estos dispositivos electrónicos emiten una luz con la misma longitud de onda que el sol de la mañana. Resulta confuso que se la denomine «luz azul», pero lo cierto es que al mirar la pantalla de nuestros teléfonos estamos engañando a nuestros cuerpos y les hacemos creer que estamos al principio del día. Le estás enviando a tu cerebro una señal que dice que no es hora de acostarse. Cuando esa luz azul llega a la parte posterior de la retina, la glándula pineal recibe una señal para que no siga fabricando hormona del sueño o melatonina. Sabemos que un solo vistazo a la luz que emite un smartphone puede afectar a la secreción de melatonina.

Con el fin de minimizar el problema, yo me he instalado en mi iPhone una aplicación llamada f.lux que disminuye la cantidad de luz azul que emite la pantalla. También hay versiones disponibles para Mac, Windows y Android. Y hay una aplicación para dispositivos Android que se llama Twilight. Actualmente, los teléfonos de Apple y muchos de Android incluyen un modo noche que altera la intensidad y la frecuencia de la luz que emite el móvil, cosa que permite reducir las emisiones de luz azul sin necesidad de instalar ninguna aplicación. Esto no es tan bueno como prescindir del todo del móvil, pero al menos supone un paso en la dirección adecuada para aquellos que no pueden vivir sin sus dispositivos. Si realmente tienes que consultarlos por la noche, te recomiendo que te compres unas gafas ámbar. Las lentes de color ámbar ayudan a filtrar la luz azul de la pantalla. Tengo pacientes que una hora después de ponerse estas gafas se mueren de sueño, cosa que ya nos indica hasta qué punto nos puede afectar la exposición a la luz azul. Normalmente las gafas de color ámbar funcionan mejor que las aplicaciones, y se pueden comprar *online* por solo 11 euros.

En casa, mi esposa y yo hemos tratado de imponernos la norma de apagar los teléfonos y los portátiles a las 8.30 de la tarde, a menos que haya alguna circunstancia excepcional, y no podemos subirlos a la habitación. Sé que, si me subo el móvil conmigo, sin darme cuenta acabo comprobando mis redes sociales, y lo siguiente que sé es que estoy con los ojos abiertos de par en par pensando en lo que acabo de leer o viendo aún el resplandor de la pantalla debajo de los párpados. ¿Conseguimos respetar siempre la norma? Si he de ser sincero, la respuesta es no. Pero cuando lo hacemos, los dos notamos la diferencia.

TELEVISIÓN

Lo que he dicho sobre los dispositivos electrónicos se aplica también para la televisión. A muchos nos gusta ver la tele por la noche. Por desgracia, se ha establecido una clara correlación entre el tiempo que pasamos viendo la tele y el riesgo de morir por enfermedad cardiovascular. En pocas palabras, parece que cuanto más ves la televisión, más probabilidades tienes de morir. ¿Por qué? Hay muchas teorías sobre el tema, incluyendo la que dice que es un pasatiempo sedentario, pero yo personalmente no dejo de pensar en el efecto que toda esa luz tan intensa tendrá sobre nosotros antes de acostarnos. ¿Está interfiriendo en nuestros ritmos circadianos? Una de las funciones de la luz y del reloj circadiano es señalarle al cuerpo cuándo es hora de comer. La parte buena es que, cuando restringes la ventana temporal en la que concentras las comidas como se indica en el pilar de la Alimentación, reduces de manera espontánea la ingesta de calorías y comes cuando tu cuerpo está en sintonía y lo espera. Es más, suponiendo que limites la ventana temporal para las comidas y solo comas durante las horas de luz, estás ayudando a normalizar tus ritmos circadianos y eso te ayuda a dormir.

Te recomiendo que quites el televisor del dormitorio. Si tienes que ver la tele por la noche, apágala al menos treinta minutos antes de irte a dormir. (Me encantaría que fueran noventa, pero entiendo que para muchos esto es muy difícil.) Aunque los televisores emiten luz azul, el hecho de que estemos más lejos de la pantalla hace que el problema sea menos grave que con las pantallas de smartphones y tabletas. Si acabas delante del televisor por la noche, piensa en lo que estás viendo. Las noticias pueden estar plagadas de dolor, traumas y ansiedad; ¿de verdad quieres meter eso en tu cabeza antes de dormir? ¿No será más positivo y relajante una comedia ligera o un documental de viajes?

ABRAZA LA LUZ ROJA

Ya tienes tu entorno de oscuridad para dormir. Has exiliado tus dispositivos electrónicos y el televisor que tenías en el dormitorio está guardado en el trastero. Tienes persianas opacas o cortinas extragruesas. Se han eliminado de manera sistemática las posibles fuentes de luz. Pero ¿qué pasa si tienes que levantarte en mitad de la noche? En estos casos, o si tus hijos necesitan una luz para dormir, tendrías que considerar recurrir a la luz roja. El rojo es la longitud de onda que menor impacto tiene en el reloj circadiano de tu cuerpo.

Mi experiencia personal en este campo me ha cambiado la vida. Al igual que muchos de vosotros, tengo hijos pequeños. Ellos siempre se levantan pronto, y me parece bien, porque se acuestan bastante temprano. Siempre les ha gustado tener una luz encendida por las noches, y antes les dejábamos una luz blanca amortiguada en el pasillo, delante de su habitación. Sin embargo, cuando leí los resultados de las investigaciones sobre luz roja, les compré una luz roja para el dormitorio. Esto hizo que empezaran a dormir una hora más que antes. Y conozco historias similares por mi consulta.

MIRAR AL SOL

Tengo muchos pacientes a quienes los ajustes en la iluminación les han cambiado la vida. Hace poco visité a Isabelle, una joven de treinta y cuatro años que tenía problemas de fatiga. No tenía ningún otro problema de salud, solo una falta general de energía. Cuando empezamos a indagar en su vida, enseguida vi que el sueño era un problema. Isabelle había probado de todo, incluyendo productos para dormir de la farmacia o incluso pastillas más fuertes. Mientras charlábamos descubrí que, antes de apagar la luz, se pasaba noventa minutos mirando la pantalla del móvil. «Es como mirar directamente al sol justo antes de cerrar los ojos —le dije—. Le estás mandando a tu cuerpo la señal para que permanezca despierto.» Pero por más que lo intenté, no pude convencerla de que prescindiera del móvil. Finalmente acordamos que probaría con las gafas de color ámbar.

Enseguida empezó a dormir mejor. Unas semanas después volvió a mi consulta, y estaba tan convencida que empezó a apagar sus dispositivos noventa minutos antes de acostarse. Ahora se pone unas gafas de color ámbar a las 7.30 de la tarde para bloquear la luz azul. A las 9.30 apaga todos los dispositivos. Se duerme hacia las 11.00. ¿Y qué ha cambiado todo esto para ella? Es una persona nueva, y todo porque duerme mejor. Ahora toma mejores decisiones en la alimentación, está de mejor humor y hace más ejercicio.

Isabelle es el ejemplo clásico de hasta qué punto pueden ayudar los cambios que introduces en un pilar en todos los otros pilares. Una vez hicimos algo que la ayudó a sentirse mejor, los beneficios llevaron a una reacción en cadena que, a su vez, le dio la energía y la motivación para introducir nuevas mejoras. Ella es la prueba viviente del increíble poder que tiene hacer cambios sencillos y sostenibles en nuestro estilo de vida.

CONSEJOS PARA QUE ABRACES LA OSCURIDAD

COLOCA CORTINAS EXTRAGRUESAS O, MEJOR AÚN, PERSIANAS OPACAS	✓
ELIMINA LAS PANTALLAS DE TU HABITACIÓN (PORTÁTILES, MÓVILES, TELEVISORES)	✓
COMPRA UN DESPERTADOR DE LOS DE ANTES	✓
SI TIENES CORTINAS EN EL PASILLO, ASEGÚRATE DE QUE ESTÁN BIEN ECHADAS. LA LUZ PUEDE COLARSE FÁCILMENTE EN TU CUARTO SI ENTRA POR OTROS LUGARES DE LA CASA	✓
DEJA LOS CARGADORES EN OTRA HABITACIÓN PARA EVITAR LLEVARTE EL MÓVIL CONTIGO AL CUARTO	✓
COMPRA UNA LAMPARITA DE LUZ ROJA	✓
COMPRA GAFAS DE COLOR ÁMBAR PARA MINIMIZAR LA EXPOSICIÓN A LA LUZ AZUL POR LA NOCHE	✓

2. ABRAZA LA LUZ DE LA MAÑANA

Cada mañana, pasa al menos veinte minutos en el exterior (sin gafas de sol).

Al introducir cambios conscientes en nuestro estilo de vida, inconscientemente estamos introduciendo cambios en nuestra biología. En cualquier momento dado, en nuestro organismo se están iniciando un sinfín de procesos vitales y complejos, y muchos de ellos dependen de las señales del mundo exterior para saber cuándo y cómo iniciarse. Acabamos de hablar de la forma en que tomar decisiones conscientes para controlar el nivel de oscuridad del entorno donde dormimos puede desencadenar una gran cantidad de procesos beneficiosos que nos ayudarán a acostarnos y a dormir mejor y que *después* influirán también en nuestra salud y en las decisiones que tomemos. Pero, del mismo modo que debemos gestionar la oscuridad, también debemos gestionar la luz por las mañanas.

Convertir el sueño en una prioridad empieza desde el momento en que nos levantamos. Y una de las mejores cosas que podemos hacer es salir al exterior y exponernos a luz natural. La exposición al sol de la mañana es una parte esencial de nuestra herencia evolutiva. Es fundamental para tener una sensación de bienestar durante el día, pero también para tener un sueño de calidad por la noche. En los dos últimos años, he conseguido convencer a algunos de mis pacientes para que se tomen el café de la mañana en el jardín, envueltos en un edredón. (Aún estoy trabajándome a mi madre; ya ha hecho suyos muchos de mis consejos sobre el estilo de vida, pero este le está resultando especialmente difícil).

Es posible que pongas esto en duda cuando mires por la ventana y veas un día gris y apagado. Pero no importa si está nublado. Incluso en el día más gris, seguimos exponiéndonos a una cantidad mucho más alta de luz en el exterior que si nos quedamos dentro de casa. La luz se cuantifica en unidades que reciben el nombre de lux. La luz directa del sol es de unos 30.000 lux, y si salimos al exterior en un día nublado apenas tendremos unos 10.000. Si estamos en una habitación bien iluminada, difícilmente sobrepasaremos los 500 lux. Es más, los fotorreceptores de la retina que tenemos en el ojo son especialmente sensibles a la luz de onda corta verdiazul. En la naturaleza, solo quedamos expuestos a esta luz durante las horas de la mañana. La información luminosa llega al reloj central de nuestro cuerpo, o NSQ, y este, a través del sistema nervioso, organiza todos los relojes y los ritmos periféricos del cuerpo.

El diferencial entre la máxima y la mínima exposición a la luz también es importante para ayudar a establecer tus ritmos. Si te levantas y desayunas dentro de casa, vas y vuelves del trabajo en un vehículo cerrado y pasas el día dentro de un edificio, es posible que apenas pases tiempo en el exterior. Tu cuerpo no queda expuesto a la luz natural casi en todo el día. Seguramente no superarás en ningún momento los 500 lux. Y esto puede alterar los ritmos de tu cuerpo.

Exponerse al tipo de luz adecuado en el momento adecuado del día puede tener un efecto sorprendente en nuestros cuerpos. En un estudio realizado en 2014, los investigadores dieron a los sujetos de estudio unos relojes de pulsera que, además de medir su nivel de actividad física, también medían su exposición a la luz. Descubrieron que los individuos que recibían más luz por la mañana tenían un índice de masa corporal más bajo. Entre tanto, un estudio de 2016 sobre los hábitos de salud de 30.000 mujeres descubrió que las fumadoras que presentaban un alto grado de exposición al sol tenían el mismo riesgo de muerte que las no fumadoras que no se exponían al sol. El principal autor del estudio concluyó que «evitar el sol puede ser un factor de riesgo para la salud tan alto como lo sea el fumar». Solo se trataba de un estudio de observación, de modo que en esta fase resulta difícil descartar causas, pero estoy convencido de que estos hallazgos llevarán a nuevas investigaciones y, desde luego, refuerzan nuestra conciencia cada vez mayor de la importancia del sol.

DÉFICIT DE NATURALEZA

Un beneficio adicional relacionado con este tema es que si pasamos veinte minutos en el exterior cada mañana es más probable que estemos en contacto con la naturaleza. Considero que como sociedad sufrimos un grave déficit de naturaleza. Se ha demostrado que practicar actividades en la naturaleza se asocia a un mayor bienestar sicológico. También se ha establecido que cuanto más urbanizado está nuestro entorno, peor salud tenemos. Son muchas las razones que explicarían esto, pero la Organización Mundial de la Salud dice que la urbanización del planeta está teniendo un impacto muy negativo sobre nosotros. La realidad es que hacer ejercicio en nuestro gimnasio aséptico bajo una luz artificial no es tan bueno como hacer ejercicio en la naturaleza.

Un estudio realizado en Australia demostró que las personas que hacen ejercicio en el exterior por norma general tienen niveles más altos de serotonina, la hormona que suele vincularse a los estados de ánimo positivos. También ayuda a reducir la fatiga. Si haces ejercicio en el exterior, es más probable que puedas ejercitarte más tiempo, porque no tendrás esa sensación de aburrimiento y fatiga. Estar en la naturaleza también ayuda a desconectar. No siempre es posible salir a la naturaleza cada día: o no tenemos ningún parque cerca o nos lo impiden nuestras responsabilidades. Pero, al menos, la mayoría podemos salir al exterior. Por ejemplo, cuando estamos fuera, incluso si solo estamos esperando en la parada del autobús, podemos mirar los árboles, escuchar a los pájaros o perdernos en la contemplación de las ramas agitadas por el viento.

Sé que parece un disparate, pero creo firmemente que las empresas tendrían que empezar a dejar que los empleados hicieran pausas regulares para exponerse a la luz. Uno de los principales problemas de la forma en que planteamos la salud es que se centra en la enfermedad y el malestar y no en el bienestar. Damos prioridad al cuidado reactivo en lugar de potenciar un comportamiento proactivo. Estoy seguro de que, si todos se tomaran esto más en serio cuando están en sus puestos de trabajo, serían más productivos. ¿Recuerdas ese paseo de media mañana que doy cuando estoy en la consulta?

Sí, tengo una dosis de un necesario tiempo para mí y me ayuda a cumplir con mi cupo de 10.000 pasos, pero también me permite exponerme a la luz natural, me despeja la mente, me ayuda a ser más eficiente cuando vuelvo al trabajo y me ayuda a dormir mejor por la noche. Con un solo cambio estoy colaborando en tres de los cuatro pilares.

Otro consejo para exponernos más a la luz natural es evitar las gafas de sol por la mañana. Necesitamos que la luz del sol (o al menos la luz del día) nos entre por los ojos. Es otra historia cuando la gente trabaja por la noche. Tengo muchos pacientes que trabajan en turnos de noche, y para ellos puede ser muy útil jugar con la luz utilizando gafas de sol. Con frecuencia recomiendo a estos pacientes que utilicen luces muy intensas mientras trabajan para mantenerse bien despiertos y que la eliminen en la última parte del turno y vuelvan a casa con unas gafas de sol puestas. Ojalá hubiera sabido esto hace diez años, cuando era un joven médico y tenía que trabajar con frecuencia en el turno de noche. Cuando tenía turnos de siete noches seguidas, me costaba mucho dormir durante el día. Acababa la semana destrozado. Y me sentía muy deprimido. A veces me pregunto cómo habría sido mi vida si hubiera podido aplicar los principios de la biología circadiana.

Ahora tengo la costumbre de salir a mi jardín cada mañana. En verano es mucho más agradable que durante el frío y gris invierno, desde luego, pero, incluso en los días más fríos, me pongo una chaqueta abrigada y me siento fuera a tomarme el café. También intento dar un paseo de veinte minutos en algún momento de la mañana.

Hace poco visité a Barry, un conductor de autobús retirado que tenía problemas de sueño desde hacía años. Su caso era desconcertante.

Cada noche se sentaba a ver la televisión con su esposa, pero la apagaba antes de las 9.30. Luego leía en la cama con una luz amortiguada una media hora y entonces se echaba a dormir. A pesar de estos buenos hábitos, la calidad de su sueño no había dejado de deteriorarse desde que se jubiló. Cada vez le costaba más dormirse, y no se sentía renovado cuando despertaba por la mañana. Al final resultó que pasaba una buena parte del día encerrado. Aunque se había pasado su vida activa conduciendo un vehículo cerrado, las grandes ventanas del autobús le permitían exponerse generosamente a la luz del día. Y ahora se pasaba la mayor parte del tiempo en el garaje, jugando con su amado tren eléctrico.

No le apetecía moverse mucho, porque la falta de sueño le quitaba energía, pero conseguí persuadirle para que diera un paseo de treinta minutos cada mañana. Encontramos un kiosco a quince minutos de su casa y acordamos que saldría cada día para ir a comprar el periódico. Así nos asegurábamos de que se exponía regularmente a la luz natural. En nuestra siguiente cita de seguimiento, dos semanas después, me dijo que se dormía más rápido y se levantaba más fresco. Además, disfrutaba tanto de su paseo matinal que empezó a dar un paseo también por las tardes, por el parque del barrio.

Una de las mejores cosas de esta intervención es que puedes combinarla con otras. Si utilizas este tiempo que pasas en el exterior como tu dosis de ejercicio diaria, ya podrás marcar como visto otro de los recuadros del pilar de Movimiento. También ayuda en el tiempo para uno mismo del pilar de la Relajación y es más probable que puedas cumplir con tus 10.000 pasos al día. Pero, tanto si la combinas con otras intervenciones como si no, si haces de la luz una prioridad, te prometo que no tardarás en notar la diferencia.

7 CONSEJOS PARA AYUDARTE A ABRAZAR LA LUZ DE LA MAÑANA

Elige dos o tres que te funcionen.

TOMA EL CAFÉ O EL TÉ DE LA MAÑANA EN EL JARDÍN O JUNTO A UNA VENTANA	✓
QUE NO TE TRAIGAN EL PERIÓDICO A CASA; VE A BUSCARLO TÚ ANDANDO	✓
SI TIENES QUE COGER EL COCHE POR LA MAÑANA, DÉJALO A DIEZ MINUTOS DEL LUGAR A DONDE VAS	✓
SI VAS A COMPRAR POR LA MAÑANA, APARCA LO MÁS LEJOS POSIBLE DE LA ENTRADA DEL SUPERMERCADO	✓
APÉATE DEL AUTOBÚS A ALGO MENOS DE UN KILÓMETRO DE TU DESTINO Y HAZ EL RESTO DEL RECORRIDO A PIE	✓
PLANTÉATE ADOPTAR UN PERRO Y SÁCALO A PASEAR CADA MAÑANA	✓
TRATA DE HACER UNA PAUSA CADA MAÑANA Y SAL A DAR UN BREVE PASEO	✓

3. ESTABLECE UNAS RUTINAS PARA ACOSTARTE

Inicia la desconexión de la noche con un «90 minutos sin» como parte del ritual de preparación.

Al contrario de la creencia popular, el ritmo forma parte de nosotros de forma natural. Si bien esto podría no ser tan evidente cuando estamos moviendo el esqueleto con muy poca gracia un sábado por la noche en la discoteca, lo cierto es que nuestros cuerpos se mueven siguiendo un complejo y elegante sistema de ritmos internos. Como hemos señalado anteriormente, todos tenemos un reloj maestro en nuestro cuerpo que se mantiene en hora mediante las señales de luz y oscuridad que recibe. Pero nuestro hígado también tiene su propio ritmo. Y lo mismo sucede con la presión sanguínea, la memoria, la insulina, la producción de la hormona del sueño (melatonina), la producción de la hormona del hambre (leptina), la temperatura basal del cuerpo, el estado de ánimo y así sucesivamente. En la actualidad sabemos que el genoma humano está sujeto a unas pautas horarias más importantes de lo que habíamos imaginado, lo que significa que el funcionamiento de nuestros genes puede variar con las horas. Se estima que una buena parte de nuestro genoma depende de las horas (o sea que, por ejemplo, es posible que haya una hora óptima para que un fármaco para el hígado haga efecto). Todos estos ritmos se combinan para crear la hermosa e imponente sinfonía que es un cuerpo humano sano.

Así pues, el cuerpo tiene sus ritmos intrínsecos y tenemos que intentar apoyarlos. Aparte de tener unas pautas de sueño regulares, una forma de lograr esto es establecer unas rutinas o rutas que nos lleven al momento de acostarnos. Esto no solo nos ayudará a dormirnos más deprisa y a disfrutar de un sueño más profundo, también hará que nos levantemos más frescos. Todos mostramos una variación diurna en los niveles de cortisol (ver página 22), que es la hormona que nos ayuda a permanecer activos y despiertos. Esta hormona *tendría* que hacer que nos levantáramos de la cama llenos de energía. Normalmente alcanza su punto más alto una hora después de levantarnos, y después inicia un descenso lento y progresivo que se alarga durante el resto del día. El hecho de romper estas rutinas puede provocar todo tipo de desagradables consecuencias. Por ejemplo, dormir más tiempo los fines de semana suele provocar problemas a los que padecen de migrañas.

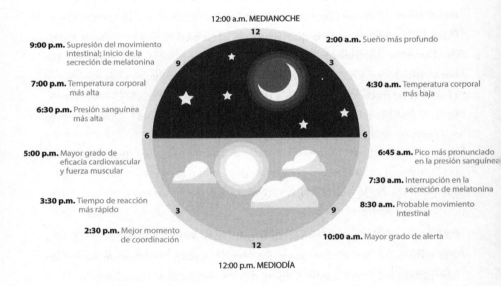

Un estudio realizado en junio de 2017 puso a prueba estas ideas. Durante treinta días, se hizo un seguimiento a sesenta y un estudiantes universitarios utilizando un sistema de medición especial conocido como índice de regularidad del sueño. Los investigadores analizaron los patrones de sueño de los alumnos, los tiempos de secreción de melatonina y su rendimiento académico. Descubrieron que unos horarios irregulares de sueño estaban asociados con cambios significativos en los ritmos circadianos y un bajo rendimiento académico. Lo que llevó a la conclusión de que la irregularidad en los horarios de sueño podía equipararse al jet lag y nos afectaba tanto como el desfase de viajar a dos o tres zonas de nuestra zona horaria.

Dicho esto, sé que ceñirse a un mismo horario para acostarse no es siempre posible. La realidad es que habrá ocasiones en que tendrás que quedarte levantado hasta más tarde de lo deseable, tanto si es por una fiesta como por una cena fuera de casa, compromisos de trabajo o lo que sea. En estos casos, mi recomendación es sencilla. No importa lo tarde que te acuestes, no importa si mañana es lunes o domingo, levántate siempre a la misma hora. Según mi experiencia, esa es una de las mejores cosas que puedes hacer por tu salud.

Sé lo que estarás pensando. ¿No contradice esto lo que acabo de decir sobre la importancia de descansar lo suficiente y evitar la fatiga? Pues sí. Y por eso quiero que adoptéis el hábito de hacer la siesta. Evidentemente que habrás perdido un sueño importantísimo, pero, en general, mantener una sincronía es mucho más importante que recuperar el sueño perdido quedándote a dormir hasta más tarde. Si te acostaste tarde y por la mañana aún te sientes cansado, vale la pena que trates de compensar con una microdosis de sueño.

DESPERTADOR PARA ACOSTARSE

Tan importante como tener una hora fija para levantarse es tener una rutina fija para acostarse. Recuerdo haber leído un artículo sobre el famoso chef Jamie Oliver donde explicaba que durante años no había prestado la debida atención al sueño. Y para no seguir descuidándolo, empezó a utilizar un dispositivo portátil que vibraba, literalmente, cuando era hora de acostarse. Esa alarma del despertador tiene que convertirse en una señal para que inicies la desconexión. Debes ponerla noventa minutos antes de apagar las luces y, aunque sé que parece muy pronto, es ahí donde empiezan tus 90 minutos sin. Es decir que tienes que apagar todos tus dispositivos electrónicos, incluido el ordenador. Sin excepciones. (No pasa nada si ves un rato la tele, aunque preferiría que la apagaras también.) Todos aceptamos que los niños tienen que seguir unas pautas establecidas antes de acostarse. Por la noche no los estimulamos, los animamos a relajarse: les damos un baño relajante y luego les leemos un cuento bajo una luz amortiguada. Esto ayuda a que se relajen y crea un ambiente y una atmósfera adecuados para que caigan en un sueño profundo, sano y reparador. ¿Por qué tendría que ser de otro modo para los adultos?

MI RUTINA IDEAL PARA ACOSTARME

Esto es lo que yo intento hacer, aunque con las presiones del trabajo y la vida familiar solo lo consigo unas pocas noches a la semana. Es importante que encuentres una rutina que se adapte a ti y a tu estilo de vida.

- Me aseguro de no realizar actividades vigorosas después de las 18.30 h.

- Para las 20.30 h el móvil y el ordenador están apagados (mis 90 minutos sin empiezan aquí).

- En el pasillo se enciende una luz roja amortiguada (a los niños les gusta como luz nocturna).

- A veces veo un rato la tele, pero si lo hago, solo veo cosas relajantes, y al mismo tiempo hago algunos estiramientos ligeros.

- A veces me siento a escuchar música relajante, o practico la respiración en silencio.

- Si tengo sed, bebo un té de hierbas sin cafeína o agua.

- Me voy a la cama hacia las 21.30 h.

- Dejo la ventana ligeramente abierta. Muchos tenemos calefacción central en casa y las habitaciones están demasiado caldeadas. Es mejor estar en una habitación fresca y arrebujarse bajo el edredón.

- Leo con una luz amortiguada hasta que me siento listo para dormir.

MICROSUEÑO

Defino microsueño como cualquier periodo del día durante el que dormimos, ya sean cinco minutos en la mesa de despacho o dos horas en la cama. Creo que tendríamos que abrazar sin reservas estas sesiones de microsueño, en lugar de preocuparnos por si no nos van a dejar dormir por la noche.

Yo soy un gran fan del microsueño, y está asociado a toda clase de beneficios. En la isla griega de Icaria, una de esas «zonas azules» casi mágicas que tanto interés despiertan entre los científicos por sus sorprendentes tasas de longevidad, todos los residentes hacen la siesta. Las siestas se asocian a un sinfín de beneficios, incluyendo una mayor capacidad de estar alerta, mayor capacidad de sumar, tiempo de reacción y razonamiento lógico. La Nasa, la agencia espacial estadounidense, descubrió que si los copilotos echaban una siesta de veintiséis minutos su capacidad de estar alerta aumentaba un 82%. Un estudio realizado por el profesor Richard Wiseman para el festival Internacional de Ciencia de Edimburgo sugiere que las siestas breves pueden incluso aumentar la felicidad. Algunos de mis pacientes echan una cabezadita en el coche, y todos saben que yo mismo me echo a veces unos quince minutos en la mesa de exploración de los pacientes. Me resulta muy útil para activar mis niveles de energía y concentrarme en las visitas de la tarde.

Desde luego, si crees que la siesta de la tarde está afectando negativamente tu capacidad de dormir por la noche, vale la pena que las acortes o las elimines. Sin embargo, según mi experiencia, la mayoría de pacientes duermen mejor por la noche cuando hacen una siesta durante el día.

4. CONTROLA TU NIVEL DE AGITACIÓN

Minimiza cualquier actividad que provoque tensión emocional antes de acostarte.

Esta intervención está pensada para reducir la tensión emocional o estimulación en los preciosos «momentos a la luz del fuego» de antes de acostarnos. En la mayoría de los casos que veo, uno de los principales responsables de los problemas de sueño es la «agitación emocional» en la parte final de la jornada. (Agitación emocional es el término que utilizo para describir un estado de alerta o ansiedad o, como se diría vulgarmente, cuando está uno que se sube por las paredes.)

Controlar la agitación significa convertir en una norma irrenunciable el no discutir de nada importante por las noches, ni ponerte con una tarea del trabajo, ni comprobar el saldo que tienes en el banco ni nada que pueda hacer que empieces a darle vueltas a la cabeza. Si sabes que ver un programa de debates políticos te altera, evítalo o míralo el domingo por la mañana, cuando tengas el tiempo y el cortisol necesarios para manejarlo. Evidentemente, es difícil programar una discusión con tu pareja, pero si sabes que tenéis una conversación delicada pendiente, no la tengáis a la hora de dormir. Tampoco es buena idea ver películas de misterio. Puede parecer una tontería, pero recuerda, la falta de sueño es uno de los principales causantes de la gran cantidad de enfermedades que conocemos relacionadas con el estilo de vida. O sea que, en realidad, es muy importante.

202 • LOS CUATRO PILARES DE LA SALUD

APRENDE A DECIR NO

Una de las cosas en las que yo me equivocaba en mi forma de plantear todo esto es que era un hombre de síes. Sigo esforzándome por ayudar a los demás —y espero hacerlo—, pero hubo un tiempo en el que dejaba que las necesidades de los otros se antepusieran a las mías. No era yo quien controlaba mi tiempo. Siempre pensaba: «Bueno, me han pedido que haga esto. ¿Qué voy a hacer? No puedo decir que no». Pero he aprendido a ser un poco egoísta y a proteger mi tiempo. En nuestra sociedad moderna, el tiempo es un bien precioso, mucho más que el oro en mi opinión. Para mí, acaparar el tiempo de otra persona es una transgresión casi tan grave como quitarle su dinero. Nadie tendría que sentirse con derecho a disponer de nuestro tiempo, del mismo modo que no tenemos que sentirnos obligados a darle nuestro dinero a cualquiera solo porque nos los pide.

Yo he dejado muy claro entre las personas que me rodean que después de las 8 no quiero que nadie se ponga en contacto conmigo por nada que pueda esperar a la mañana. Si no es una emergencia, no quiero saber nada. Tengo muchos contactos relacionados con mi trabajo en Estados Unidos, y antes siempre programaban las llamadas para las 9 o las 10 de la noche. Ahora esperan al día siguiente. Si mi esposa quiere hablar de algo importante relacionado con los niños o sobre algún tema logístico, yo le digo: «Cariño, ahora no, estoy en mi periodo de desconexión».

Veo a muchos pacientes que tienen problemas con esto. Pero si queremos gestionar nuestro nivel de agitación con éxito, lo primero que tenemos que hacer es marcar unos límites y ceñirnos a ellos. Antes me parecía que era descortés si no contestaba a todos los correos electrónicos que recibía. Ahora lo veo de otro modo. Antes de la era de los correos electrónicos, ¿contestaba a todos y cada uno de los mensajes que recibía en mi apartado de correos? ¿Le escribía a la directora del supermercado local y le daba las gracias por la amable oferta de compra uno y te llevas el segundo gratis? Por supuesto que no. Pongamos que un viernes por la noche tengo treinta correos que revisar, cosa que no es tan rara. Yo puedo decidir. ¿Me rijo por una agenda que otros han establecido para mí? ¿O doy prioridad a mi salud, a mi felicidad y al tiempo que paso con mi familia los fines de semana? No me disculparé por elegir esto último. He recuperado el control.

Una de las razones por las que después de las 8 de la tarde solo contesto a las emergencias es que sé que una mente demasiado activa es uno de los principales causantes de un sueño subóptimo. En 2012 topé con una importante encuesta británica sobre el sueño que me dejó atónito. La encuesta reveló que los pensamientos persistentes más comunes de la gente por la noche eran los siguientes:

- Pensar en lo que habían hecho hoy y lo que harían mañana

- Pensar en el tiempo que llevaban despiertos

- Pensar en tonterías sin importancia

- Pensar en lo que les deparaba el futuro

- Pensar en cosas del pasado

El más común, el que increíblemente mencionó el 82% de los encuestados, era el primero, pensar en lo que habían hecho y lo que tenían que hacer. ¿Te suena? Todos conocemos esa sensación. Esa es una de las principales razones por las que a los estudiantes les cuesta dormir en época de exámenes. No dejan de darle vueltas a la cabeza mientras están en la cama. Y eso no favorece para nada el sueño.

Esta intervención está pensada sobre todo para ayudarte a crear nuevos hábitos. Para que marques unos límites a los que te rodean, para que aprendas a decir que no y tomes el control de esa parte del día. Aunque sé que no siempre es fácil, también tienes que poner unos límites con el trabajo. La moderna tecnología a menudo hace que la línea entre el trabajo y nuestra vida personal sea demasiado fina. Es increíble pensar que, hace solo treinta años, la gente salía del trabajo y se olvidaba de él hasta el día siguiente. Ahora estamos siempre localizables, y eso puede tener efectos devastadores en el bienestar físico y mental de la gente. ¡Se nos presiona para que nos sintamos culpables o perezosos si no trabajamos en nuestro tiempo libre, pero es un disparate! El hecho de comer durante las horas de desconexión perjudica la calidad de nuestro sueño, lo que significa que no rendiremos adecuadamente durante las horas de trabajo. Algunas empresas empiezan a entender que los perjuicios de esta cultura que nos empuja a estar siempre disponibles superan a los beneficios. Por ejemplo, la empresa alemana Volkswagen ha prohibido el acceso al correo del trabajo de su personal cuando están en su tiempo libre.

Por desgracia, la mayoría de empresas no son tan visionarias como Volkswagen. Un estudio reciente realizado entre 3.000 trabajadores de empresas británicas demostró que al 69% se le pedía de forma habitual que trabajara fuera de su horario de trabajo. En mi consulta veo los efectos que esto tiene continuamente. Warren, un director de oficina, acudió a mí para que le recetara pastillas para dormir. Me dijo que solo dormía tres horas por la noche y que ni siquiera esas horas dormía bien. No dejaba de dar vueltas. Cuando no conseguía dormirse, cogía el móvil y comprobaba su correo electrónico o miraba vídeos de YouTube. Tenía la sensación de «haberlo probado todo». Y ni siquiera recordaba lo que era dormir bien una noche. Llevaba años así.

Es un problema común. Lo veo continuamente. Pero, en lugar de hacerle una receta sin más, decidí hacerle algunas preguntas sobre su estilo de vida. Warren me dijo que se llevaba el portátil a la cama y allí comprobaba los correos del trabajo. No era raro que se alterara porque alguno de sus compañeros de trabajo le mandaba algo a las 10.30 de la noche.

—Es como si ese colega se hubiera quitado un peso de encima echándomelo a mí, y por eso me quedo pensando en la cama —me dijo.

—No puedes cambiar lo que ese colega hace —le contesté yo—. Pero ¿qué hay que sí puedes cambiar? Tú tomas la decisión de llevarte el ordenador a la cama y abrir el correo. Es tu decisión. Así de sencillo.

—Pero es mi trabajo. Tengo que comprobar el correo después de cenar.

—Bueno —pregunté—, ¿podríamos llegar a un acuerdo? ¿Crees que podrías apagar el ordenador después de las 8 de la tarde?

Él estuvo de acuerdo y esa única intervención tuvo un efecto inmediato. Warren enseguida empezó a dormirse más deprisa y más profundamente. Y eso le hizo estar más abierto a realizar otros cambios. Mientras reevaluaba su relación con los correos electrónicos también reevaluó la relación con su smartphone. Empezó a permitirse curiosear por sus redes sociales hasta las 9 de la noche, y a partir de ahí empezaban sus 90 minutos sin. Ahora duerme más de siete horas cada noche.

El ejercicio también puede contar como agitación. Aunque hay a quien hacer ejercicio intenso por la noche no le afecta al sueño, para muchos puede resultar contraproducente. En parte, el problema es que el ejercicio puede elevar el nivel de cortisol justo en el momento del día en que tendría que estar bajando. Si juego un partido de squash después de las siete de la tarde, por la noche me acuesto y el corazón me late a toda velocidad.

Muchas personas me dicen que no se pueden dormir si la televisión no está puesta. Esto no pasa porque la televisión tenga poderes mágicos para inducir el sueño, sino porque esas personas no paran ni un minuto en todo el día. Ese rato que pasan ante el televisor es el único momento del día en que se permiten desconectar un poco. No es el resplandor de la caja tonta lo que les hace dormirse, es el hecho de que por fin se están permitiendo relajarse. Y si bien el hecho de relajarse en el sofá delante del televisor les puede ayudar a dormir, la calidad de su sueño *siempre* será mala. Mi objetivo con estos pacientes es enseñarles una forma diferente de desconectar. Necesitan caer en la comodidad de la cama y no en el sofá, en una habitación llena de voces, sirenas policiales, sirenas de concursos y explosiones.

Para lograr esto, utilizo muchas de las intervenciones de El Plan de los Cuatro Pilares, sobre todo las de los pilares del Sueño y la Relajación, incluyendo la de hacer anotaciones cada noche en un diario de agradecimiento (ver pág. 42). Esto les ayuda a redirigir sus pensamientos de la negatividad y la ansiedad hacia una actitud positiva y agradecida antes de acostarse.

CONSEJOS PARA GESTIONAR LA AGITACIÓN

NO MIRES LAS NOTICIAS, UNA PELI DE MISTERIO NI NINGÚN OTRO PROGRAMA POR EL ESTILO QUE PUEDA ALTERARTE ANTES DE IRTE A DORMIR ✓

NO HABLES DE DINERO NI DE OTROS ASUNTOS FAMILIARES ESTRESANTES ✓

PONTE POR NORMA NO COMPROBAR LOS CORREOS DEL TRABAJO EN LOS NOVENTA MINUTOS DE ANTES DE IRTE A DORMIR ✓

CÉNTRATE EN ALGÚN EJERCICIO RELAJANTE POR LA NOCHE, COMO EL YOGA O LOS ESTIRAMIENTOS LIGEROS ✓

PRUEBA EL MÉTODO DE LA RESPIRACIÓN 3-4-5 (VER PÁGINA 48) PARA LIBERARTE DE LAS PREOCUPACIONES DEL DÍA ✓

MEDITAR ANTES DE ACOSTARTE PUEDE AYUDARTE A APACIGUAR LA MENTE (VER PÁGINA 46) ✓

INFORMA A TU FAMILIA Y AMIGOS SOBRE TUS RUTINAS NOCTURNAS ✓

HAZ UNA ANOTACIÓN EN TU DIARIO DE AGRADECIMIENTO ANTES DE ACOSTARTE (VER PÁGINA 42) ✓

5. DISFRUTA DE LA CAFEÍNA ANTES DEL MEDIODÍA

Asegúrate de que la cafeína la tomas antes de la hora de comer.

La cafeína es la droga más popular del mundo. A la mayoría nos gusta ponernos a tono con esa cosa cada día. En el Reino Unido tomamos 70 millones de cafés al día, cosa que parece mucho, hasta que descubres que el número de tazas de té llega a los 165 millones diarios. Y ¿por qué no? ¡La cafeína funciona! Nos ayuda a espabilarnos a primera hora y agudiza nuestros sentidos, y muchas nuevas investigaciones asocian el consumo de cafeína a una mejor salud. Es una suerte, porque me encanta la cafeína. Es uno de mis mayores placeres. Pero, definitivamente, mi apasionado romance con este oscuro brebaje ha tenido sus altibajos. Yo, al igual que todos, tengo mi umbral personal, y si lo sobrepaso, lo que está bien pasa a ser excesivo. Si bebo un poco me siento feliz, enérgico y centrado. Si bebo demasiado estoy cansado, irritable y nervioso.

Durante años, me convencí a mí mismo de que necesitaba el café para tirar. Sin embargo, empecé a cuestionarme esto cuando leí los resultados de un estudio de 2010 de la Universidad de Bristol donde se sugería que seguramente al levantarnos nos sentíamos fatal porque teníamos el síndrome de abstinencia del café, y que esa taza matinal que tanto ansiaba me hacía sentirme como se siente cualquier persona que no toma café. No me gustó el estudio, pero debo admitir que lo que dice podría ser cierto. Y aun así, ¡sigo diciendo que vais a tener que arrebatarme el café a la fuerza de mis manos temblorosas! No pienso renunciar a él... o, al menos, no de momento. Para aprovechar al máximo los beneficios del café y evitar muchos de sus problemas, hay que tomar la cantidad correcta en el momento adecuado.

Y eso será diferente para cada persona. La forma de metabolizar el café depende un poco de la genética de cada uno. Hay un gen llamado CYP1A2 que ayuda a determinar la rapidez con la que metabolizamos la cafeína. Hay diferentes variantes de este gen. Algunos tenemos la versión que puede metabolizarla cuatro veces más deprisa que los otros. Si eres uno de los afortunados que la metaboliza deprisa, también es más probable que aproveches los beneficios de la cafeína, entre los que está el menor riesgo de apoplejía, enfermedad de Alzheimer y ataque al corazón. Pero si la metabolizas más despacio, permanecerá más tiempo en tu organismo y eso te hará más vulnerable a sus efectos adversos, entre los que están la irritabilidad, la ansiedad y los problemas de sueño.

Y no te equivoques, la cafeína provoca importantes problemas de sueño. La adenosina es una sustancia producida en el cuerpo que aumenta cuanto más tiempo pasamos despiertos. Cuanta más adenosina tenemos, más sueño tenemos. La cafeína bloquea los receptores de adenosina. Y al limitar la capacidad del cuerpo de sentirla, le hace pensar que tiene menos sueño del que en realidad tiene. Es mediante acciones como esta como la cafeína puede prolongar la latencia del sueño (el tiempo que tardamos en dormirnos), reducir el tiempo total de sueño y empeorar la calidad de este.

Así pues, no es de extrañar que mucha gente duerma mucho mejor cuando deja del todo la cafeína. A otros les basta con limitar su ingesta solo a la mañana. Y los más afortunados pueden tomarse un espresso doble antes de acostarse y dormir como benditos. Yo no dejo de maravillarme cada vez que salimos a cenar con la familia de mi esposa, porque siempre piden cafés bien cargados después de comer. Pero las pruebas sugieren que, incluso si puedes dormirte después de haber tomado cafeína por la noche, no accederás a los niveles profundos de sueño que necesitas. La realidad es que, si consideras que podrías dormir mejor, tendrías que evitar la cafeína después del mediodía.

Pero ¿por qué el mediodía? ¿Por qué no las 2 de la tarde? ¿O las 4? Todos los fármacos tienen lo que se conoce como «vida media», que es el tiempo que tardan en reducirse los niveles medios iniciales de concentración en un 50%. La vida media de la cafeína es de unas seis horas, aunque existe cierta variabilidad entre individuos dependiendo de la genética y otros factores determinados por nuestro estilo de vida. Eso significa que, si tomas cafeína a media tarde, existe la probabilidad de que siga en tu sistema cuando te metas en la cama y trates de dormir. Dado que sabemos que la cafeína nos hace estar más despiertos, muchas de las personas que la tomen por la tarde tendrán problemas para dormir.

Una de las herramientas más útiles que utilizo para fomentar la calidad de mi sueño y del de mis pacientes ha sido esta barrera temporal. He tenido pacientes que han acudido a mí pidiéndome pastillas para dormir y se negaban a dejar la cafeína. Insisten en que llevan toda la vida tomando café y nunca ha sido un problema. Pero ¿y si sus umbrales han cambiado? ¿Y si, cuando eran más jóvenes, sus niveles de estrés eran más bajos? Es posible que tengan razón y antes la cafeína no les afectara, pero ahora sí. No es tan raro que la gente se resista a renunciar a la cafeína después del mediodía, sobre todo si pensamos que muchas bebidas suaves, como los tés de hierbas o el té verde también la contienen, incluso el supuesto café «descafeinado». Pero cuando lo hacen, el cambio es notable.

CONSEJOS PARA REDUCIR LA INGESTA DE CAFEÍNA DESPUÉS DEL MEDIODÍA

- Toma té de hierbas descafeinado para superar el bajón de las 3 (recuerda, el té verde contiene cafeína) ✓
- Evita el café descafeinado, ya que muchas marcas siguen conteniendo trazas ✓
- Toma agua con gas en lugar de tu bebida con cafeína ✓
- Reduce la ingesta de azúcares (ver página 69). Esto te dará más energía y reducirá la probabilidad de que sientas la necesidad de tomar café por la tarde ✓
- Bebe manzanilla por la tarde. Puede ser un buen sustituto de la cafeína, además de favorecer la relajación antes de acostarte ✓

15 FORMAS DE MEJORAR TU SUEÑO

¿Por qué no empiezas con tres?

1. Haz pausas para salir al exterior por la mañana

2. Imponte la norma inamovible de «0 cafeína» después de mediodía

3. Convierte en un hábito los «90 minutos sin» de antes de acostarte

4. Pon un despertador para saber cuándo es hora de acostarte

5. Coloca persianas opacas en tu dormitorio

6. Elimina TODAS las pantallas del dormitorio

7. Plantéate abrir la ventana del dormitorio. La temperatura ideal para dormir es de unos 17 °C

8. Cena a una hora más temprana, antes de las 7 de la tarde si es posible

9. Haz ejercicio a una hora más temprana

10. Haz vida social a una hora más temprana

11. Compra luces rojas como iluminación nocturna

12. Compra gafas de color ámbar para filtrar la luz azul de las pantallas

13. No utilices el móvil como despertador

14. Instala f:lux en tus dispositivos electrónicos o activa el «modo noche»

15. Evita las actividades vigorosas en las tres horas previas antes de acostarte

HAZ QUE PASE

«Con frecuencia la mente elige el camino que ofrece menos resistencia y vuelve a caer en los mismos hábitos. Al modificar conscientemente nuestro hogar estamos controlando aquello que puede controlarse y aumentamos nuestras probabilidades de éxito. Recuerda, aproximadamente el 90% de tu salud viene determinada por tu entorno, no por tus genes.»

Si pretendes poner en práctica los cambios que sugiero, es de vital importancia que diseñes tu entorno para triunfar. Eso significa sacar los desagradables productos industriales de las alacenas y tirarlos a la basura. Significa dejar el cargador del smartphone en la cocina, no en el dormitorio. Significa dejar el step para ejercicios en la cocina, así tendrás que pasar a su lado cada día. Si lo dejas en su caja, bien guardado en un armario, nunca lo usarás. Todos sobreestimamos nuestra fuerza de voluntad. Y no tenemos tanta. No puedes cambiar gran cosa del entorno tóxico que vas a encontrar al salir por la puerta, y vas a necesitar de toda tu fuerza de voluntad para enfrentarte a ello. Con frecuencia la mente elige el camino que ofrece menos resistencia y vuelve a caer en los mismos hábitos. Al modificar conscientemente nuestro hogar estamos controlando aquello que puede controlarse y aumentamos nuestras probabilidades de éxito. Recuerda, aproximadamente el 90% de tu salud viene determinada por tu entorno, no por tus genes. El doctor Francis Collins, director de los Institutos Nacionales de la Salud de Estados Unidos, lo expresó maravillosamente cuando dijo: «Los genes cargan la pistola, el entorno aprieta el gatillo».

Utiliza este libro para empezar a cambiar ese 90%.

ENCUENTRA TU EQUILIBRIO

Bueno, pues ahí lo tienes. He compartido contigo ideas que han transformado mi vida y la de mi familia. Puedo decir sinceramente que he salvado a cientos de pacientes de una vida de dolores y medicación. Y estoy seguro de que hasta he salvado vidas. No dejo de ver resultados casi milagrosos. Y no exagero.

He revertido la diabetes tipo 2, he eliminado problemas de piel crónicos, he curado la depresión y logrado que los síntomas de la menopausia desaparecieran. He ayudado a pacientes a superar la migraña, a reducir la ansiedad y a vencer la fatiga. Ahora trato el síndrome del intestino permeable, no suprimiendo los síntomas con fármacos, sino yendo a la raíz (o raíces) del problema y eliminándola. Estoy curando el insomnio. Me he librado del reflujo gastroesofágico, la acidez, el hígado graso, el dolor crónico de espalda. Estoy bajando la presión sanguínea de algunos pacientes y curando el insomnio; y todo sin recurrir a la medicación.

Si comparto contigo estos éxitos no es por alardear, sino para mostrarte lo que podrías conseguir si aplicas los principios de este libro. Como he dicho, yo llamo a este nuevo enfoque «medicina progresiva». Y lo llamo así porque estoy convencido de que es la dirección que debemos seguir si queremos salvar los sistemas de sanidad pública y nuestra salud. Hay un tiempo y un lugar para la medicina y la cirugía, que pueden salvar vidas y dar vida, pero cuando se trata de nuestro bienestar, de mantener una salud y una calidad de vida a largo plazo, la mejor medicina que puedes tomar *eres* tú mismo.

Una vez entiendas lo que es la medicina progresiva, no te quedará más remedio que abrazarla. Todos los médicos a los que les he hablado de ella dicen lo mismo: «Una vez sabes lo que es, no hay vuelta atrás». Para los que practicamos la medicina, la medicina progresiva no es más que una obligación moral. Devuelve la medicina a sus orígenes. Uno de los principios básicos de nuestro oficio es el juramento hipocrático, *primum non nocere*, «lo primero, no hacer daño». En nuestro mundo sobremedicado, esta idea hace tiempo que se disipó. Necesitamos la medicina de la etiología, no la sintomatología, la medicina que pregunta por qué en lugar de limitarse a decirte qué. La medicina progresiva es lo que siempre habría tenido que ser la medicina.

Ahora te he transmitido todos esos conocimientos. Ya no puedes ignorarlos. La cuestión es: ¿qué vas a hacer con estos nuevos conocimientos? Cambiar nuestro comportamiento puede resultar difícil. Lo sé muy bien. Lo que hace que El Plan de los Cuatro Pilares sea diferente es que está al alcance de todos. No importa el trabajo que tengas, ni tus preferencias éticas en relación con la comida, ni dónde vivas; cualquiera puede aplicar estos principios en su vida.

Conforme pases de dos intervenciones a cuatro, de cuatro a ocho y de ocho a dieciocho, estarás construyendo unos fundamentos fantásticamente sólidos. Estás adentrándote en tu umbral, haciéndote más resistente y mejorando tu capacidad de esquivar las pelotas que la vida te lanzará de forma inevitable. Estos pequeños cambios se convertirán en nuevos hábitos y tus nuevos hábitos se traducirán en una buena salud. Si diez minutos de meditación son mucho, empieza con uno. Si suprimir el azúcar se te hace demasiado cuesta arriba, empieza por otra cosa. La clave de este plan está en el equilibrio..., equilibrio entre los cuatro pilares. Del mismo modo que no hay ninguna gran Dieta Milagrosa, no hay una forma determinada de seguir el plan. Solo tienes que lanzarte, sin miedo. Lee. Absorbe. Prueba. Hazlo tuyo. Háblale a la gente de él. Triunfa. Falla, vuelve a intentarlo. Y, por encima de todo, disfrútalo. Es una receta para una vida más larga, saludable y feliz. Y solo tienes una.

BIBLIOGRAFÍA Y OTRAS LECTURAS

RELAJACIÓN

1. TIEMPO PARA TI CADA DÍA

Bailey, M. T. *et al.*, «Exposure to a Social Stressor Alters the Structure of the Intestinal Microbiota: Implications for Stressor-Induced Immunomodulation», *Brain, Behaviour, and Immunity*, 25(3) (marzo de 2011), pp. 397-407. Disponible en: www.ncbi.nlm.nih.gov/pubmed/21040780

Cattaneo, A. *et al.*, «Absolute Measurements of Macrophage Migration Inhibitory Factor and Interleukin-1-ß mRNA Levels Accurately Predict Treatment Response in Depressed Patients», *International Journal of Neuropsychopharmacology* 19(10) (11 de mayo de 2016), pyw045. Disponible en: https://academic.oup.com/ijnp/article/doi/10.1093/ijnp/pyw045/2487459/Absolute-Measurements-of-Macrophage-Migration

2. EL SABBAT SIN PANTALLAS

Rucki, A., «Average Smartphone User Checks Device 221 Times a Day, According to Research», *Evening Standard* (7 de octubre de 2014). Disponible en: www.standard.co.uk/news/techandgadgets/average-smartphone-user-checks-device-221-times-a-day-according-to-research-9780810.html

Tamir, D.I y Mitchell, J.P., «Disclosing Information About the Self is Intrinsically Rewarding», *Proceedings of the National Academy of Sciences of the United States of America*, 109(21) (mayo de 2012), pp. 8038-8043. Disponible en: www.pnas.org/content/109/21/8038

Winnick, M., «Putting a Finger on Our Phone Obsession», dscout, (16 de junio de 2016). Disponible en: https://blog.dscout.com/mobile-touches

3. LLEVA UN DIARIO DE AGRADECIMIENTO

Burton, C.M. y King, L.A., «The Health Benefits of Writing About Intensely Positive Experiences», *Journal of Research in Personality* 38(2) (abril de 2004), pp. 150-163. Disponible en: www.sciencedirect.com/science/article/pii/S0092656603000058

Popova, M., «A Simple Exercise to Increase Well-Being and Lower Depression from Martin Seligman, Founding Father of Positive Psychology» [reseña de *Flourish*, de Martin Seligman]. Disponible en: www.brainpickings.org/2014/02/18/martin-seligman-gratitude-visit-three-blessings/

Wood, A.M., «Gratitude influences sleep through the mechanism of pre-sleep cognitions», *Journal of Psychosomatic Research*, 66(1) (enero de 2009), pp. 43-48. Disponible en: www.ncbi.nlm.nih.gov/pubmed/19073292

4. PRACTICA LA CALMA A DIARIO

Bailey *et al.*, «Exposure to a Social Stressor Alters the Structure of the Intestinal Microbiota».

Bond, M., «Mind Gym: Putting Meditation to the Test», *New Scientist* (5 de enero de 2011). Disponible en: www.newscientist.com/article/mg20927940-200-mind-gym-putting-meditation-to-the-test/

Cherry, K., «Flow Can Help You Achieve Goals». Disponible en: www.verywell.com/what-is-flow-2794768

Simpson, S., «Tiger's Roar, the Possible Secrets of Woods's Success», *The Best You* (22 de abril de 2013). Disponible en: http://thebestyoumagazine. com/tigers-roar-the-possible-secrets-of-woodss-success-by-dr-stephen-simpson/

Wiessner, P., «Embers of Society: Firelight Talk Among the Ju/'hoansi Bushmen», *Proceedings of the National Academy of Sciences of the United States of America* 111(39), (30 de septiembre de 2014), pp. 14027-14035. Disponible en: www.pnas.org/content/111/39/14027

5. REIVINDICA LA MESA PARA LAS COMIDAS

Robinson, E. *et al.*, «Eating Attentively: A systematic Review and Meta-Analysis of the Effect of Food Intake Memory and Awareness of Eating», *American Journal of Clinical Nutrition* 97(4) (abril de 2013), pp. 728-742. Disponible en: https://academic.oup.com/ajcn/article/97/4/728/4577025

ALIMENTACIÓN

1.REDUCE EL CONSUMO DE AZÚCAR

Diabetes UK, «Diabetes Facts and Stats, October 2016». Disponible en: www.diabetes.org.uk/Documents/Position-statements/DiabetesUK_Facts_Stats_Oct16.pdf

Lennerz, B.S. *et al.*, «Effects of Dietary Glycemic Index on Brain Regions Related to Reward and Craving in Men», *American Journal of Clinical Nutrition* 98(3) (septiembre de 2013), pp. 641-647. Disponible en: https://academic.oup.com/ajcn/article/98/3/641/4577039

Lieberman, D.E., «Evolution's Sweet Tooth», *The New York Times*, (5 de junio de 2012). Disponible en: www.nytimes.com/2012/06/06/opinion/evolutions-sweet-tooth.html

Wise, P.M. *et al.*, «Reduced Dietary Intake of Simple Sugars Alters Perceived Sweet Taste Intensity but not Perceived Pleasantness», *American Journal of Clinical Nutrition*, 103(1), (enero de 2016), pp. 50-60. Disponible en: www.ncbi.nlm.nih.gov/pubmed/26607941

2. UNA NUEVA DEFINICIÓN DE «CINCO PIEZAS AL DÍA»

Rosner, J., «Ten Times More Microbial Cells Than Body Cells in Humans?», *Microbe* 9(2) (febrero de 2014), p. 47. Disponible en: www.researchgate.net/publication/270690292_Ten_Times_More_Microbial_Cells_than_Body_Cells_in_Humans

Sonnenburg, E.D y J.L., «Starving Our Microbial Self: The Deleterious Consequences of a Diet Deficient in Microbiota-Accessible Carbohydrates», *Cell Metabolism* 20(5) (noviembre de 2014), pp. 779-786. Disponible en: www.ncbi.nlm.nih.gov/pubmed/25156449

Mayer, L., «Mucosal Inmunity», *Pediatrics*, nº 111 (2003), pp. 1595-1600. Disponible en: www.ncbi.nlm.nih.gov/pubmed/12777598

3. INTRODUCE MICROAYUNOS EN TU DÍA A DÍA

Bredesen, D.E. *et al.*, «Reversal of Cognitive Decline in Alzheimer Disease», *Aging* 8(6) (junio de 2016), pp. 1250-1258. Disponible en: www.aging-us.com/article/100981

Hoeke, G. *et al.*, «Role of Brown Fat in Lipoprotein Metabolism and Atherosclerosis», *Circulation Research* 118(1) (enero de 2016), pp. 173-183. Disponible en: www.ncbi.nlm.nih.gov/pubmed/26837747

Obesity Society, «Eating Dinner Early, or Skipping It, May be Effective in Fighting Body Fat», *Science Daily* (3 de noviembre de 2016). Disponible en: www.sciencedaily.com/releases/2016/11/161103091229.htm

Tuomi, T. *et al.*, «Increased Melatonin Signaling is a Risk Factor for Type 2 Diabetes», *Cell Metabolism* 23(6) (junio, 2016), pp. 1067-1077. Disponible en: https://www.ncbi.nlm.nih.gov/pubmed/27185156

4. BEBE MÁS AGUA

Valtin, H., «Drink at Least Eight Glasses of Water a Day — Really? Is There Scientific Evidence for «8 x 8»?», tesis doctoral, Dartmouth Medical School, Lebanon, New Hampshire (agosto de 2002). Disponible en http://ajpregu.physiology.org/content/ajpregu/early/2002/08/08/ ajpregu.00365.2002.full.pdf

5. UTILIZA ALIMENTOS NO PROCESADOS

Berk, M. et al., «So Depression is an Inflammatory Desease, But Where Does the Inflammation Come From?» BMC Medicine, n° 11 (2013), p. 200. Disponible en: www.ncbi.nlm.nih.gov/pmc/articles/PMC3846682/

Guyenet, S.J. y Schwartz, M.W., «Regulation of Food Intake, Energy Balance and Body Fat Mass: Implications for the Pathogenesis and Treatment of Obesity», Journal of Clinical Endocrinology & Metabolism 97(3) (marzo de 2012), pp. 745-755. Disponible en: www.ncbi.nlm.nih. gov/pmc/articles/PMC3319208/

Lubis, A.R. et al., «The Role of SOCS-3 Protein in Leptin Resistance and Obesity», Acta Medica Indonesiana 40(2) (abril de 2008), pp. 89-95. Disponible en: www.ncbi.nlm.nih.gov/pubmed/18560028

Monteiro, C.A. et al., «The UN Decade of Nutrition, The NOVA Food Classification and the Trouble with Ultra Processing», Public Health Nutrition (21 de marzo, 2016). Disponible en: https://doi.org/10.1017/ S1368980017000234

Spreadbury, I., «Comparison with Ancestral Diets Suggests Dense Acellular Carbohydrates Promote an Inflammatory Microbiota and May Be the Primary Dietary Cause of Leptin Resistance and Obesity», Diabetes, Metabolic Syndrome and Obesity, n.° 5 (2012), pp. 175-189. Disponible en: www.ncbi.nlm.nih.gov/pmc/articles/PMC3402009/

MOVIMIENTO

Organización Mundial de la Salud, «Physical Inactivity: A Global Public Health Problem». Disponible en: www.who.int/dietphysicalactivity/factsheet_inactivity/en/

Daniells, S., «US Army Exploring How Stressors Affect Gut Health in Soldiers: US Army Study on Extreme Exercise», NUTRA ingredients-USA. com (20 de abril de 2017). Disponible en: www.nutraingredients-usa.com/research/US-Army-exploring-how-stressors-affect-gut-health-in-soldiers

Denou, E. et al., «High-Intensity Exercise Training Increases the Diversity and Metabolic Capacity of the Mouse Distal Gut Microbiota During Diet-Induced Obesity», American Journal of Physiology-Endocrinology and Metabolism 310(11) (abril de 2016). p. E982-3. Disponible en: www.ncbi.nlm.nih.gov/labs/articles/27117007/

Owen, N. et al., «Sedentary Behavior: Emerging Evidence for a New Health Risk», Mayo Clinic Proceedings 85(12) (diciembre de 2010), pp. 1138-1141. Disponible en: www.ncbi.nlm.nih.gov/pmc/articles/PMC2996155/

Szoeke, C. et al., «Predictive Factors for Verbal Memory Performance Over Decades of Aging: Data from the Women's Healthy Ageing Project», American Journal of Geriatric Psychiatry 24(10) (octubre, 2016), pp. 857-867. Disponible en: www.ajgponline.org/article/S1064-7481(16)30113-0/abstract

1. CAMINA MÁS

Berra, K. et al., «Making Physical Activity Counseling a Priority in Clinical Practice: The Time for Action is Now», Journal of the American Medical Association 314(24) (diciembrede 2015), pp. 2617-2618. Disponible en: http://jamanetwork.com/journals/jama/article-abstract/2475164

Reid, K.J. et al., «Timing and Intensity of Light Correlate with Body Weight in Adults», PLoS One (2 de abril de 2014). Disponible en: http://journals.plos.org/plosone/article?id=10.1371/journal.pone.0092251

Srikanthan, P. y Karlamangla, A.S., «Muscle Mass Index as Predictor of Longevity», *American Journal of Medicine,* 127(6) (junio, 2014), pp. 547-553. Disponible en: www.ncbi.nlm.nih.gov/pmc/articles/PMC4035379/

Organización Mundial de la Salud, «Global Health Risks: Mortality and Burden of Disease Attributable to Selected Major Risks» (Ginebra, OMS, 2009).

2. FORTALÉCETE

Arthur, S.T. y Cooley, I.D., «The Effect of Physiological Stimuli on Sarcopenia; Impact of Notch and Wnt Signaling on Impaired Aged Skeletal Muscle Repair», *International Journal of Biological Sciences* 8(5) (mayo de 2012), pp. 731-760. Disponible en: www.ncbi.nlm.nih.gov/pmc/articles/PMC3371570

Cohen, D.D. *et al.,* «Ten-Year Secular Changes in Muscular Fitness in English Children», *Acta Paediatrica* 100(10) (octubre de 2011), pp. e175-177. Disponible en: www.ncbi.nlm.nih.gov/pubmed/21480987

Harvard Health Publications, «Give Grip Strength a Hand» (noviembre de 2016). Disponible en: www.health.harvard.edu/healthy-aging/give-grip-strength-a-hand

Liu-Ambrose, T. *et al.,* «Resistance Training and Executive Functions: a 12-Month Randomized Controlled Trial», *Archives of Internal Medicine* 170(2) (2010), pp.170-178. Disponible en: http://jamanetwork.com/journals/jamainternalmedicine/article-abstract/415534

3. PRACTICA UNA RUTINA DE EJERCICIO INTERMITENTE DE ALTA INTENSIDAD

Gillen, J.B. *et al.,* «Twelve Weeks of Sprint Interval Training Improves Indices of Cardiometabolic Health Similar to Traditional Endurance Training Despite a Five-Fold Lower Exercise Volume and Time Commitment», *PLoS One* (26 de abril de 2016). Disponible en: http://journals.plos.org/plosone/article?id=10.1371/journal.pone.0154075

Piepmeier, A.T. y Etnier, J.L., «Brain-Derived Neurotrophic Factor (BDNF) as a Potential Mechanism of the Effects of Acute Exercise on Cognitive Performance», *Journal of Sport and Health Science* 4(1) (marzo de 2015), pp. 14-23. Disponible en: www.sciencedirect.com/science/article/pii/S2095254614001161

Robinson, M.M. *et al.*, «Enhanced Protein Translation Underlies Improved Metabolic and Physical Adaptations to Different Exercise Training in Young and Old Humans», *Cell Metabolism* 25(3) (marzo de 2017), pp. 581-592. Disponible en: www.cell.com/cell-metabolism/pdfExtended/S1550-4131(17)30099-2

Winter, B. *et al.*, «High Impact Running Improves Learning», *Neurobiology of Learning and Memory* 87(4) (mayo de 2007), pp. 597-609. Disponible en: www.ncbi.nlm.nih.gov/pubmed/17185007

SUEÑO

Dawson, D. y Reid, K., «Fatigue, Alcohol and Performance Impairment», *Nature* (17 de julio de 1997). Disponible en: www.nature.com/nature/journal/v388/n6639/abs/388235a0.htlm/

Yang, Guang *et al.*, «Sleep Promotes Branch-Specific Formation of Dendritic Spines After Learning», *Science* 344 (6188) (junio de 2014), pp. 1173-1178. Disponible en: science.sciencemag.org/content/suppl/2014/06/04/344.6188.1173.DC1

Xie, Lulu *et al.*, «Sleep Drives Metabolic Clearance from the Adult Brain», *Science* 342(6156) (octubre de 2013), pp. 373-377. Disponible en: http://science.sciencemag.org/content/342/6156/373

Poroyko, V.A. *et al.*, «Chronic Sleep Disruption Alters Gut Microbiota, Induces Systemic and Adipose Tissue Inflammation and Insulin Resistance in Mice», *Nature Scientific Reports*, nº 6 (2016). Disponible en: www.nature.com/articles/srep35405

2. ABRAZA LA LUZ DE LA MAÑANA

Lindqvist, P.G. et al., «Avoidance of Sun Exposure as a Risk Factor for Major Causes of Death: a Competing Risk Analysis of the Melanoma in Southern Sweden Cohort», Journal of International Medicine 280(4) (octubre de 2016), pp. 375-387. Disponible en: http://onlinelibrary.wiley.com/doi/10.1111/joim.12496/abstract

Poroyko et al., «Chronic Sleep Disruption Alters Gut Microbiota».

Reid et al., «Timing and Intensity of Light Correlate with Body Weight in Adults».

3. ESTABLECE UNAS RUTINAS PARA ACOSTARTE

Phillips, A.J.K., «Irregular Sleep/Wake Patterns are Associated with Poorer Academic Performance and Delayed Circadian and Sleep/Wake Timing», Nature Scientific Reports, nº 7 (2017). Disponible en: www.nature.com/articles/s41598-017-03171-4

Smolensky, M. y Lamberg, L., The Body Clock Guide to Better Health, Nueva York, Henry Holt (2001).

Zhang, R., «A Circadian Gene Expression Atlas in Mammals: Implications for Biology and Medicine», Proceedings of the National Academy of Sciences of the United States of America 11(45) (noviembre de 2014), pp. 16219-16224. Disponible en: www.pnas.org/content/111/45/16219.abstract

4. CONTROLA TU NIVEL DE AGITACIÓN

BBC News, «Volkswagen Turns off Blackberry Email After Work Hours», (8 de marzo de 2012). Disponible en: www.bbc.co.uk/news/technology-16314901

5. DISFRUTA DE LA CAFEÍNA ANTES DEL MEDIODÍA

Br̂ezinová, V., «Effect of Caffeine on Sleep: EEG Study in Late Middle Age People», *British Journal of Clinical Pharmacology* 1(3) (junio de 1974), pp. 203-208. Disponible en: www.ncbi.nlm.nih.gov/pmc/articles/PMC1402564

Clark, I. *et al.*, «Coffe, Caffeine and Sleep: A Systematic Review of Epidemiological Studies and Randomized Controlled Trials», *Sleep Medicine Reviews*, nº 31 (enero de 2016), pp. 70-78. Disponible en: www.ncbi.nlm.nih.gov/labs/articles26899133

Drake, C. *et al.*, «Caffeine Effects on Sleep Taken 0,3 or 6 Hours Before Going to Bed», *Journal of Clinical Sleep Medicine* 9(11) (noviembre de 2013), pp. 1195-1200. Disponible en: www.ncbi.nlm.nih.gov/pubmed/24235903

Rogers, P.J. *et al.*, «Association of the Anxiogenic and Alerting Effects of Caffeine with ADORA2A and ADORA1 Polymorphisms and Habitual Level off Caffeine Consumption», *Neuropsychopharmcology*, nº 35 (junio, 2010), pp. 1973-1983. (Estudio del 2010 de la Universidad de Bristol sobre si hay algún beneficio real en el consumo habitual de café.) Disponible en: www.nature.com/npp/journal/v35/n9/full/npp201071a.html

AGRADECIMIENTOS

Habría sido imposible terminar este proyecto sin la ayuda y el apoyo de muchas personas extraordinarias. Si me he dejado a alguien en la lista de abajo, mis más sinceras disculpas; no ha sido a propósito.

Papá, han pasado tantas cosas desde que te fuiste que sé que te habrías sentido muy orgulloso. Ahora que avanzo en mi faceta de padre, aprecio todo lo que hiciste por mí con mucha más claridad y comprensión. Gracias.

Mamá, tú has sido el motor que me ha impulsado desde que nací. Siempre me animaste a dar lo mejor de mí mismo y me diste desinteresadamente todo cuanto podía desear. Gracias por tu apoyo inamovible, tu amor incondicional y por creer siempre en mí. Tú me has enseñado a ser compasivo y a preocuparme por los demás.

Vidhaata, eres mi roca. Tú has despejado el prisma borroso a través del que veía la vida. Tu amor, honestidad y capacidad de ver en lo más profundo de mi alma me han hecho mejor persona. Me has dado seguridad y me ayudaste a cultivar la capacidad de ser realmente yo mismo. Nos espera un camino largo y tortuoso, pero será muy divertido, y apenas acabamos de empezar.

Para mis hijos, no dejo de maravillarme por las lecciones que me enseñáis cada día. Vosotros me habéis enseñado la hermosa simplicidad de estar presente y feliz. Gracias por hacer un seguimiento exhaustivo de las palabras que llevo y recordarme lo que de verdad importa en la vida. Espero que este libro os haga sentiros orgullosos y ayude a crear un mundo más saludable y feliz en el que podáis crecer.

Dada, me siento afortunado por no saber lo que es vivir sin ti. Eres el hermano mayor más atento y considerado que nadie podría desear. Puedo contar contigo para absolutamente todo, y eso es muy importante para mí. *Siempre* estás ahí, no importa lo que necesite, no importa la hora que sea. Me haces sentirme increíblemente orgulloso.

Chetana y Dinesh, me siento afortunado por tener otros dos padres, me habéis acogido como a uno de los vuestros. Gracias por el amor, la amistad y el apoyo que me dais, y a toda la familia.

Ayan, eres como un hermano para mí. Gracias por estar «de guardia» día sí, día también. Me has hecho este viaje mucho más sencillo y diverti-do, rodeándome con tu brazo fraternal. Volver a conectar contigo ha sido una alegría.

Jeremy, gracias por ser una voz en la que confiar, tanto si era porque necesitaba consejo como si era por trabajo o solo para echar unas risas. Soy afortunado por tenerte como amigo.

Mike, nunca podré expresar con palabras mi agradecimiento. Tu gene-rosidad, tu apoyo continuado, tu tutelaje y las múltiples correcciones del libro serían más que suficiente, pero, sobre todo, gracias por tu amistad.

Luke, por ser tú mismo, por tus aportaciones creativas y por las co-rrecciones del texto. Eres un verdadero amigo.

Steve, Karon y Ashley, por vuestra amistad y vuestro apoyo incondi-cional.

Anthony, por la conexión.

James Maskell, siempre me has ayudado a comunicar mis ideas ahí fuera, y me siento muy honrado por tenerte como amigo y aliado.

Gary, por arreglarme la espalda y contribuir a este libro. Ha sido un proceso divertido que sé que ayudará a muchos.

Al, por tu generosidad y honradez.

A Will Francis y Will Storr, por sus creativas aportaciones y su cama-radería.

Mi agradecimiento especial para Bobby Chatterjee, Philip McCabe, Daniel Bryson, Jodie Hawkey, Mary Salama, Phil Creswell, Mark Warnes, Sarbani, Clare Moore, Claire Gardin, Aidan Tarran-Jones, James Acton, Dhru Purohit, Dallas Hartwig, Kelly Brogan, Mark Hyman, Darryl Edwards, Christian Platt, Charles Poliquin, Satchinanda Panda, Dale Bredesen, Bernice Hulme, Sophie Laurimore y el equipo de Factual.

A John y Susan, gracias por ayudarme a convertir mi visión en rea-lidad.

Gracias a todo el equipo de Penguin Life por creer en mí y apoyarme durante todo el proceso. Sobre todo a Venetia, Emily, Sarah, Emma, Julia, Isabel y Josie.

Y por último, a todos mis pacientes: me habéis enseñado mucho más de lo que jamás habría aprendido por mí mismo; gracias.

RELAJACIÓN

NOTAS

NOTAS

ALIMENTACIÓN

NOTAS

_____
_____
_____
_____
_____
_____
_____
_____
_____
_____
_____
_____
_____
_____
_____
_____
_____
_____
_____
_____
_____
_____
_____
_____
_____
_____
_____
_____

NOTAS

MOVIMIENTO

NOTAS

_____
_____
_____
_____
_____
_____
_____
_____
_____
_____
_____
_____
_____
_____
_____
_____
_____
_____
_____
_____
_____
_____
_____
_____
_____
_____
_____

NOTAS

SUEÑO

NOTAS

NOTAS

El doctor Rangan Chatterjee es pionero en el emergente campo de la medicina progresiva, una voz autorizada en el movimiento de la medicina del estilo de vida, y está cambiando la forma en que nos planteamos la enfermedad. Se le conoce por encontrar el origen de los problemas de la gente mediante un enfoque amplio de la salud, que pudo verse en el rompedor programa de la BBC One *Doctor in the House*. Es el médico que aparece en el programa matinal *Breakfast* de la BBC One, comentarista habitual de la BBC Radio, y dio una inspiradora charla en TEDx sobre cómo hacer desaparecer la enfermedad.

drchatterjee.com
Facebook: DrChatterjee
Instagram: @DrChatterjee
Twitter: @drchatterjeeuk

ECOSISTEMA DIGITAL

NUESTRO PUNTO DE ENCUENTRO

www.edicionesurano.com

2 AMABOOK
Disfruta de tu rincón de lectura
y accede a todas nuestras **novedades**
en modo compra.
www.amabook.com

3 SUSCRIBOOKS
El límite lo pones tú,
lectura sin freno,
en modo suscripción.
www.suscribooks.com

DISFRUTA DE 1 MES
DE LECTURA GRATIS

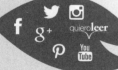

1 REDES SOCIALES:
Amplio abanico
de redes para que
participes activamente.

4 APPS Y DESCARGAS
Apps que te
permitirán leer e
**interactuar con
otros lectores**.